U0253703

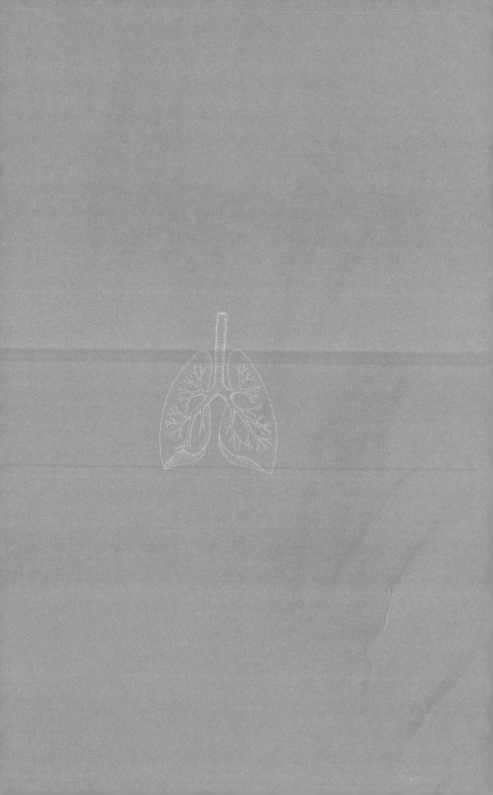

主编 沙巍 史祥 陈丹萍

非结核分枝杆菌病
100问

上海科学技术出版社

图书在版编目（CIP）数据

非结核分枝杆菌病100问 / 沙巍，史祥，陈丹萍主编.
上海 ： 上海科学技术出版社，2024. 9. -- ISBN 978-7
-5478-6756-3

Ⅰ. R52-44

中国国家版本馆CIP数据核字第2024FH9866号

非结核分枝杆菌病 100 问

主编 沙 巍 史 祥 陈丹萍

上海世纪出版(集团)有限公司
上海科学技术出版社 出版、发行
（上海市闵行区号景路 159 弄 A 座 9F - 10F）
邮政编码 201101　　www.sstp.cn
常熟市兴达印刷有限公司印刷
开本 889×1194　1/32　印张 5.125
字数：128 千字
2024 年 9 月第 1 版　2024 年 9 月第 1 次印刷
ISBN 978 - 7 - 5478 - 6756 - 3/R・3064
定价：48.00 元

_____

本书如有缺页、错装或坏损等严重质量问题，请向工厂联系调换

内容提要

本书以一问一答的形式，以通俗易懂的语言介绍了临床工作者和民众在面对非结核分枝杆菌（nontuberculous mycobacteria, NTM）病时所需了解的相关知识。内容分为四部分：第一部分"认识 NTM 病"，主要介绍了 NTM 病的一些基本知识；第二部分"诊断"，重点回答了诊断 NTM 病的相关问题；第三部分"治疗"，主要回答了涉及 NTM 病治疗的常见问题；第四部分"预后与康复"，解答了老百姓所关心的预后、预防以及食、住、行等方面的问题。全书既有经典医学知识，又有最新的研究进展，还有具体的实施办法，实操性强。编写团队集结了国内具有丰富 NTM 病诊治经验的临床专家，因此本书内容权威、指导意义大。

本书的主要读者群体为想了解 NTM 病的大众（尤其是 NTM 病患者及其家人和照护者），以及 NTM 病相关科室的基层临床工作者。

编写团队

主　编

沙　巍　史　祥　陈丹萍

副主编

徐凯进　李同霞　范黎萍

编　者（按姓氏笔画排序）

于媛媛　同济大学附属上海市肺科医院

卫　卫　同济大学附属上海市肺科医院

王　华　安徽省胸科医院

申晓娜　同济大学附属上海市肺科医院

史　祥　同济大学附属上海市肺科医院

刘一典　同济大学附属上海市肺科医院

刘盛盛　安徽省胸科医院

孙　勤　同济大学附属上海市肺科医院

李　冰　同济大学附属上海市肺科医院

李同霞　青岛市胸科医院

何　娅　同济大学附属上海市肺科医院

何贵清　温州市中心医院

沙　巍　同济大学附属上海市肺科医院

初乃惠　首都医科大学附属北京胸科医院

张培泽　深圳市第三人民医院

陈　华　广州市胸科医院

陈丹萍　同济大学附属上海市肺科医院

陈园园　杭州市红十字会医院

陈品儒　广州市胸科医院

陈晓红　福建省福州肺科医院

邵凌云　复旦大学附属华山医院

范黎萍　同济大学附属上海市肺科医院

段鸿飞　首都医科大学附属北京胸科医院

姚　岚　同济大学附属上海市肺科医院

袁　瑛　南通市第六人民医院

聂文娟　首都医科大学附属北京胸科医院

顾　瑾　同济大学附属上海市肺科医院

徐凯进　浙江大学医学院附属第一医院

梁瑞霞　河南省胸科医院

楼　海　同济大学附属上海市肺科医院

廖小琴　福建省福州肺科医院

操乐杰　安徽省立医院

魏　明　武汉市金银潭医院

序

致还在经受 NTM 病困扰的朋友：你们并不孤独！

人生无常，疾病的侵扰往往突如其来。NTM 病于我而言，是生活的转折，也是一次重大的挑战。在此，我想以一位 NTM 病病友的身份，分享我的心路历程，让病友彼此间的手牵得更紧。

和很多人一样，初次听到那些陌生又冰冷的医学术语时，我心中也难免涌起恐惧与无助。无奈的是，小众疾病的知识普及和治疗过程注定曲折。从身体出现异常到确诊，从经受手术压力到坚持治疗，漫长的诊疗过程是一段艰辛的旅程。所幸坚持收获了回报，治愈的喜悦难以言表，也让我萌生了给 NTM 病患者提供更多帮助的愿望：成立浙江海涛慈善基金会，参与 NTM 病的知识普及和教育项目，帮助普及 NTM 病防治知识。

本书的编者——上海市肺科医院沙巍主任带领的编写团队，将复杂的医学知识，耐心拆解，化为通俗易懂的语言，为大家提供了一把钥匙，开启自我保护与康复的大门。他们对 NTM 病从基础概念、诊断、治疗、预后与康复、新技术进展等方面进行了详细介绍，为病友答疑解惑。相信本书能给大家很好的帮助，让我们一同走过这段或许艰难，却也充满希望的旅程。

知识是抵御未知的最佳武器。这本书带给您的不仅仅是关于疾病的科学，更是关于生活的哲学——在逆境中寻找希望，在挑战中成长。

很荣幸能为这本书撰写序言，希望本书能成为你手中的一盏灯，照亮你前行的道路，哪怕只是微光。在善意的"双向奔赴"中，我们每个普通人都如星星，微小但释放着自己的光芒，交织成灿烂的星河。

胡 涛

浙江海涛慈善基金会创始人

2024 年 5 月

前　言

　　非结核分枝杆菌(NTM)是一类低毒力致病菌,在环境中广泛存在。随着检测技术的进步,近年来临床样本的 NTM 分离率持续增高。作为结核病科的临床医生,编者每周接诊的 NTM 病患者从既往的寥寥数例到现在的近百例,NTM 病发病率的增长由此可见一斑。这些患者多数本已患有其他肺部慢性疾病(例如,支气管扩张、慢性阻塞性肺疾病等),长期有咳嗽、咳痰、胸闷、气促等症状,感染了 NTM 后症状加重,甚至出现大咯血和低氧血症,来就诊时面色苍白、体型消瘦、行动迟缓,第一句话通常是"医生,我为什么会得这个病",接着会问"医生,这个病治得好吗""会不会传染给家人",相关知识的缺乏加重了患者的心理负担,继发的焦虑影响了患者的营养、睡眠,甚至导致治疗失败。

　　患者是临床诊疗的服务对象,而作为诊疗实施主体的临床医护人员,其诊疗方案的制订是影响患者治疗结果的最关键的环节。现实的情况是大多数医院 NTM 病相关的检查和检测手段较少,很多临床工作者对 NTM 感染的相关知识、诊治经验或警惕性不足,这些因素导致 NTM 病(主要是 NTM 肺病)的诊断率不高、误诊和漏诊率较高,治疗方案不够规范。编者在全国巡讲的过程中,常常感受到各级医院相关科室的医生对学习 NTM 病诊治规范的积极性,以及对 NTM 病例诊治经验的渴求。

　　面对这些需求,编者组织了全国具有丰富 NTM 病诊治经验的专家,共同编写了《非结核分枝杆菌病100问》这本科普书,从认识 NTM 病以及 NTM 病的诊断、治疗、预后与康复等方面,对近年来困扰着人们的有关 NTM 病的诸多疑问,系统地进行了解答。本书图文并茂,浅显易懂,内容兼顾知识性和实用性,不仅包含了临床诊治问题,更有患者和家属迫切想要了解的相关健康指导,例如怎样进行预防、积极康复,如何科学地起居饮食、提高生活质量等。

习近平总书记指出:"科技创新、科学普及是实现创新发展的两翼,要把科学普及放在与科技创新同等重要的位置。"本书编写团队的各位成员本着科学精神引领、智慧化传播的理念,基于临床工作经验,查阅大量文献,奉上这份 NTM 病的科普大餐,一方面可以帮助广大患友了解疾病、战胜疾病、预防疾病,让知识普及到寻常百姓家,给饱受 NTM 病困扰的患者及其家人带去更有效的帮助,另一方面也可以提高相关专业人士的科学素养,促进医疗服务高质量发展。

沙巍

2024 年 5 月

目 录

认识非结核分枝杆菌病

1. 什么是非结核分枝杆菌？ ·· 001
2. 为什么我以前没有听说过 NTM 病？ ······························ 002
3. NTM 有什么生物学特征？ ·· 003
4. NTM 会潜伏在哪里？ ·· 004
5. 不同类型 NTM 的致病性都一样吗？ ······························ 005
6. 我是怎么感染上 NTM 的？ ··· 006
7. 什么人容易患 NTM 肺病？ ··· 007
8. NTM 病会累及身体的哪些部位？ ··································· 009
9. 在什么情况下要警惕患了 NTM 肺病？ ··························· 010
10. NTM 肺病与肺结核有关系吗？ ····································· 012
11. 患了肺结核还会患 NTM 肺病吗？ ································· 013
12. NTM 肺病有哪些危害？ ·· 015
13. NTM 肺病会不会遗传？ ·· 017
14. 患了 NTM 肺病的主要表现有哪些？ ······························ 019

15. 患了 NTM 肺病为什么会不想吃饭、消瘦? ·············· 019

16. 患了 NTM 肺病为什么会有咯血? ·············· 021

17. 为什么 NTM 肺病患者经常会有咳嗽、咳痰? ·········· 021

18. 患了 NTM 肺病会有生命危险吗? ·············· 023

19. NTM 会传染吗? ·············· 023

诊　　断

20. 就诊前的准备有哪些? ·············· 026

21. 基层医院的诊疗条件有限,异地就医困难大怎么办? ········ 027

22. 有支气管扩张就会患 NTM 肺病吗? ·············· 028

23. 怎么才能确诊 NTM 病? ·············· 029

24. 怀疑有 NTM 病,一般需要做哪些检查? ·············· 030

25. 怎么才能确诊 NTM 肺病? ·············· 031

26. 有哪些检查可以帮助诊断 NTM 肺病? 为什么? ·········· 032

27. NTM 肺病有哪些常见影像学检查特点? ·············· 033

28. 不同类型 NTM 导致的 NTM 肺病,胸部影像学表现
　　都一样吗? ·············· 035

29. 胸部 CT 可以区分肺结核和 NTM 肺病吗? ·············· 036

30. 气管镜灌洗液送检 NGS 检测到多种菌怎么办? ·········· 037

31. 为什么医生说要做菌型(菌种)鉴定? ·············· 038

32. 痰液培养结果阴性怎么办? ·············· 039

33. 为什么医生说还要做药敏试验? ·············· 041

34. 分子药敏是什么意思？ 042

35. 同时查到 NTM 和结核分枝杆菌怎么办？ 042

36. PPD 试验阳性能排除 NTM 病吗？ 044

37. IGRA(T - SPOT.TB)阳性能排除 NTM 病吗？ 045

38. 当前 NTM 的相关研究、临床试验情况如何？ 047

治 疗

39. NTM 肺病可以自愈吗？ 049

40. 怎么判断是否需要启动抗 NTM 治疗？ 050

41. 如果不治疗会有什么严重后果？ 051

42. 怎么判断治疗是否有效？ 052

43. NTM 肺病治疗的费用贵吗？ 053

44. 治疗就是"吃药"吗？ 054

45. 医生是根据什么制订治疗方案的？ 056

46. NTM 肺病抗 NTM 治疗的疗程一般是多久？ 059

47. 常用的抗 NTM 药物有哪些？ 060

48. 各种抗 NTM 药物针对不同菌种的效果相同吗？ 063

49. 需要使用的药物的副作用可能很大怎么办？ 064

50. 哪些抗 NTM 药物容易导致过敏反应？过敏反应消失后
还能继续用吗？ 066

51. 除了过敏反应,抗 NTM 药物还有哪些常见的
副作用？ 066

52. 怎样才能及时发现药物的副作用？ 067

53. 在治疗过程中出现了对所有药物都不耐受的情况应该
    怎么办？ ·· 069

54. 对年老体弱的患者，如何减轻药物的副作用？ ·········· 070

55. 已经发生肾功能不全的 NTM 病患者怎么用药？ ········ 071

56. 已经发生肝功能不全的 NTM 病患者怎么用药？ ········ 073

57. 听说 NTM 对很多药物耐药，是真的吗？ ··················· 074

58. 为什么治疗方案中会含有药敏试验提示耐药的药物？ ······ 075

59. 还有没有治疗 NTM 病的新药？ ······························· 077

60. 新药引进有时间表吗？ ··· 080

61. 免疫治疗是什么？ ··· 082

62. 治疗 NTM 病可以服用中药吗？ ································ 084

63. 有没有治疗 NTM 病的偏方或者秘方？ ····················· 085

64. NTM 肺病需要做手术吗？能不能做手术治疗？ ·········· 086

65. 目前有没有新的治疗方法？ ······································· 088

66. 当地配不到治疗需要的药怎么办？ ···························· 089

67. 在诊治其他疾病时发现了 NTM 肺病，需要转诊吗？ ······ 090

68. 在 NTM 病治疗期间发现了其他疾病怎么办？ ············ 092

69. 患了 NTM 肺病又患了高传染性呼吸道疾病怎么办？ ······ 094

预后与康复

70. 药物治疗能不能控制病情？ ······································· 096

71. 治疗了以后病灶不吸收怎么办？ ································ 097

72. 医生说的"与NTM共存"是什么情况？ 098

73. NTM肺病能不能治愈？ 100

74. NTM肺病怎样才能算已经治愈？ 101

75. 为什么会出现NTM病治疗失败？ 103

76. NTM肺病何时可以停药？ 104

77. NTM肺病停药后需要注意什么？ 107

78. 停药后会不会复发？ 107

79. 目前NTM肺病的复发情况是怎样的？ 108

80. NTM肺病复发的常见原因是什么？ 110

81. NTM肺病治愈后又出现咯血，是疾病复发了吗？ 111

82. NTM肺病停药后肺部病灶进展怎么办？ 112

83. 为什么已经治愈了还是有咳嗽、咳痰？ 113

84. NTM肺病患者的照护者和家人有多大的感染风险？ 114

85. 怎么降低感染NTM的风险？哪些环境"危险"因素与NTM
肺病相关？ 116

86. 怎么提高NTM肺病患者的生活质量？ 118

87. NTM肺病能预防吗？ 120

88. 可以通过"吃什么"预防NTM肺病吗？ 121

89. 怎么才能提高NTM肺病患者的免疫力？ 122

90. NTM肺病患者感冒了怎么办？ 124

91. 怎样能减少NTM肺病患者发生其他感染的风险？ 126

92. 为什么NTM肺病患者需要警惕真菌感染？ 127

93. NTM肺病患者能生育吗？ 128

94. 停药随访过程中有什么健康指导？ ⋯⋯⋯⋯⋯⋯⋯⋯⋯ 129

95. NTM 肺病患者饮食方面要注意什么？ ⋯⋯⋯⋯⋯⋯⋯ 130

96. NTM 肺病患者可以运动吗？ ⋯⋯⋯⋯⋯⋯⋯⋯⋯⋯⋯⋯ 132

97. NTM 肺病患者可以旅行吗？ ⋯⋯⋯⋯⋯⋯⋯⋯⋯⋯⋯⋯ 132

98. 患了 NTM 肺病感觉很焦虑怎么办？ ⋯⋯⋯⋯⋯⋯⋯⋯ 133

99. 患了 NTM 肺病后发生抑郁怎么办？ ⋯⋯⋯⋯⋯⋯⋯⋯ 134

100. NTM 肺病患者需要精神支持吗？ ⋯⋯⋯⋯⋯⋯⋯⋯⋯ 135

参考文献 ⋯⋯⋯⋯⋯⋯⋯⋯⋯⋯⋯⋯⋯⋯⋯⋯⋯⋯⋯⋯⋯ 137

专业术语缩略词英汉对照 ⋯⋯⋯⋯⋯⋯⋯⋯⋯⋯⋯⋯⋯⋯ 147

认识非结核分枝杆菌病

/. 什么是非结核分枝杆菌?

非结核分枝杆菌(nontuberculous mycobacteria, NTM)是结核分枝杆菌复合群和麻风分枝杆菌以外的其他分枝杆菌的总称。1993 年在安徽省黄山市召开的非典型抗酸菌会议上正式将"非典型抗酸菌"命名为"非结核分枝杆菌"。NTM 属于放线菌目分枝杆菌属,具有抗酸染色阳性的特性。NTM 广泛存在于自然界,如空气、土壤、动物体表及体液等。NTM 致病性较弱,可为呼吸道的正常寄生菌,但在人体局部或全身抵抗力下降时可能致病,侵犯肺、淋巴结、骨骼、关节、皮肤和软组织等组织和器官,甚至引起全身播散。

Runyon 分类法根据细菌在固体培养基上的菌落形态、色素产生与光反应情况、生长温度及生长速度而将 NTM 分为四群,I~Ⅲ群为缓慢生长分枝杆菌(在固体培养基上出现菌落的时间>7 天)。

Ⅰ群,光产色分枝杆菌。NTM 菌落不见光时为淡黄色,光照1 小时后则变为黄色或橙色,主要包括堪萨斯分枝杆菌、猿分枝杆菌及海分枝杆菌等。

Ⅱ群,暗产色分枝杆菌。在明或暗处培养 7 天以上都能生长出有色素的菌落,主要包括瘰疬分枝杆菌、苏尔加分枝杆菌等。

Ⅲ群,不产色分枝杆菌。不论光照与否,菌落均不产生色素,

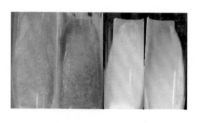或呈灰白色、淡黄色,主要有胞内分枝杆菌、鸟分枝杆菌及蟾分枝杆菌等。

Ⅳ群,快速生长分枝杆菌。在固体培养基上7天内可见菌落生长,主要有偶发分枝杆菌、龟分枝杆菌、脓肿分枝杆菌等。

2. 为什么我以前没有听说过 NTM 病?

由于人口老龄化和免疫抑制人群的出现,在全世界范围内NTM病的发病率都在上升,但也有些朋友从没有听说过 NTM病,这主要有以下几个原因。

(1) NTM 病总体来说发病率不高。从全世界范围来说,NTM病都属于少见病,发病率远远低于与其高度相似的结核病。不过在囊性纤维化患者、支气管扩张患者和存在免疫缺陷的患者中,NTM病则比较常见,尤其是 NTM 肺病。

(2) NTM 病容易被误诊为结核病,所以给人造成 NTM 病少的印象。NTM 的细菌形态与结核分枝杆菌类似,NTM 病的影像改变和临床特点也与结核病相似。

(3) NTM 病的诊断率不高。过去检测手段有限,基层医疗机构往往没有条件对分枝杆菌进一步鉴定分型。近些年,随着分子检测技术的发展和推广,NTM 检出率有明显增加,伴随着医务人员的警惕性进一步提高,NTM 病的误诊、漏诊情况已经有显著改善。

(4) NTM 病的知晓率有待逐步提高。随着社会经济的发展和进步,人民生活水平得到提高,从而对健康也更加关注;有慢性基础疾病的患者对生存质量的追求也在不断提高;医学科普宣传力度不断加大,人们获取信息的渠道(如网络和媒体等)也更多、更便利。

3. NTM有什么生物学特征?

NTM对机体有一定的致病性,尽管其致病力较低,但也可以引起疾病。NTM对不利的生存环境有很强的适应能力。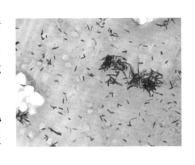

(1)耐饥饿。NTM具有非凡的耐饥饿生长能力,即使在营养匮乏的自来水中也可生存。

(2)嗜热性。一些NTM(如蟾分枝杆菌、耻垢分枝杆菌和鸟分枝杆菌复合群)能够在45℃的水温中存活,并且生长良好;有的NTM甚至可以在医院的热水系统中生长,造成医院内NTM病的暴发。

(3)对氯的抵抗。许多种群的NTM(如鸟分枝杆菌复合群、偶发分枝杆菌、脓肿分枝杆菌、堪萨斯分枝杆菌等)都能耐受自来水中存在的0.05~0.20 mg/L的游离氯。在使用常规剂量的臭氧或氯对饮用水进行消毒时,可以杀灭大部分其他微生物,但并不能杀灭NTM,反而可能导致饮用水系统中的NTM富集。

(4)对戊二醛和甲醛的抵抗。缓慢生长分枝杆菌(如鸟分枝杆菌、胞内分枝杆菌和戈登分枝杆菌等)可以在2%的戊二醛或甲醛消毒液中存活10分钟以上。在快速生长分枝杆菌中,水适应菌株产黏液分枝杆菌能在2%的甲醛水溶液中存活24小时。由于NTM对醛类消毒剂的抵抗,曾经多次发生因使用这些消毒剂消毒器械设备而导致的医院内NTM感染。

（5）对其他家用消毒液的抵抗。与其他大多数细菌相比，NTM 对许多商品化的常规消毒剂都有更强的抵抗力。由于 NTM 的细胞壁内含有丰富的类脂，无论是有机化合物还是无机化合物都不易渗透 NTM 的细胞壁。其中一些在医院内暴发的 NTM 感染正是由于使用了这些常规的商品化消毒剂。

 4. NTM 会潜伏在哪里？

在 Robert Koch 发现结核分枝杆菌后不久，科学家就从环境中分离到了 NTM。随后，人们又从不同的环境中分离到了多种 NTM。NTM 主要潜伏在天然水、生活用水和土壤等自然环境中。

（1）居民生活用水：部分 NTM 对氯等消毒剂具有较强的抵抗力，所以在生活饮用水系统中也存在着多种 NTM。生活用水中分离到的 NTM 菌种类型，随着时间的推移也在发生着变化。例如，过去可以在水中分离到的瘰疬分枝杆菌，近年来从水中就没有再分离到，推测可能与现在自来水广泛使用含氯消毒剂有关。与此一致的是，1970 年以前儿童颈部淋巴结炎的病原菌大部分是瘰疬分枝杆菌，而 1975 年以后儿童颈部淋巴结炎的病原菌则主要是鸟分枝杆菌。

（2）土壤：土壤中也存在着种类众多的 NTM。鸟分枝杆菌、胞内分枝杆菌、堪萨斯分枝杆菌和偶发分枝杆菌就是经常能够从土壤中分离到的 NTM 菌种类型。

（3）天然水：科学家们从湖泊、池塘、河流和小溪等处的天然水中分离到了大量的 NTM，尤其是流经酸性沼泽地、北方森林和泥炭土壤的水源，其中可能含有大量的 NTM。

（4）其他：海水、海产品、游泳池水等。

5. 不同类型 NTM 的致病性都一样吗？

不同类型 NTM 的致病性是不一样的。总的来说，如果在临床样本中分离到鸟分枝杆菌复合群（Mycobacterium avium complex，MAC）、脓肿分枝杆菌、堪萨斯分枝杆菌、玛尔摩分枝杆菌、蟾分枝杆菌、瘰疬分枝杆菌、龟分枝杆菌、偶发分枝杆菌及海分枝杆菌等，通常认为是有可能致病的；而戈登分枝杆菌、产黏液分枝杆菌、不产色分枝杆菌、土分枝杆菌等 NTM，一般被认为不致病或致病性弱，在分离到该菌株时可能被判定为污染或短暂的定植。根据病变部位的不同，致病的 NTM 菌种类型参考如下。

（1）NTM 肺病：主要致病菌种为 MAC、脓肿分枝杆菌、堪萨斯分枝杆菌、玛尔摩分枝杆菌和蟾分枝杆菌；次要致病菌种为龟分枝杆菌、偶发分枝杆菌、嗜血分枝杆菌、瘰疬分枝杆菌、苏尔加分枝杆菌、猿分枝杆菌、亚洲分枝杆菌、戈登分枝杆菌、耻垢分枝杆菌、隐蔽分枝杆菌及施氏分枝杆菌。

（2）NTM 淋巴结病：主要致病菌种为 MAC、瘰疬分枝杆菌、玛尔摩分枝杆菌；次要致病菌种为龟分枝杆菌、偶发分枝杆菌、嗜血分枝杆菌、苏尔加分枝杆菌、日内瓦分枝杆菌、猿分枝杆菌、脓肿分枝杆菌、戈登分枝杆菌及堪萨斯分枝杆菌。

（3）NTM 皮肤病：主要致病菌种为脓肿分枝杆菌、龟分枝杆菌、偶发分枝杆菌、海分枝杆菌、溃疡分枝杆菌；次要致病菌种为 MAC、嗜血分枝杆菌、玛尔摩分枝杆菌、不产色分枝杆菌、土分枝杆菌、免疫原分枝杆菌、堪萨斯分枝杆菌、苏尔加分枝杆菌、耻垢分枝杆菌及奇美拉分枝杆菌。

（4）播散性 NTM 病：主要致病菌种为 MAC、龟分枝杆菌、嗜血分枝杆菌及堪萨斯分枝杆菌。次要致病菌种为脓肿分枝杆菌、隐蔽分枝杆菌、出众分枝杆菌、偶发分枝杆菌、日内瓦分枝杆菌、免疫原分枝杆菌、玛尔摩分枝杆菌、海分枝杆菌、猿分枝杆菌、蟾分枝杆菌、产黏液分枝杆菌、瘰疬分枝杆菌、苏尔加分枝杆菌、奇美拉分枝杆菌及戈登分枝杆菌。

（5）其他 NTM 病：主要致病菌种为海分枝杆菌、MAC；其次为脓肿分枝杆菌、偶发分枝杆菌、龟分枝杆菌、嗜血分枝杆菌、奇美拉分枝杆菌、蟾分枝杆菌和堪萨斯分枝杆菌。

6. 我是怎么感染上 NTM 的?

传统的观点普遍认为，人或动物可以从环境中感染 NTM 而患病。总的来说，NTM 主要通过呼吸道、胃肠道、皮肤等途径侵入人体，个体的免疫状态、生活习惯、环境条件等都与 NTM 感染相关。NTM 在水、土壤等自然环境中广泛存在，与人类接触率很高。人体感染 NTM 的途径有多种，主要包括：①吸入含有 NTM 的空气。②从事农业、建筑和土木工程等与土壤密切接触的职业。③来自于生活水源的感染：NTM 可以存在于自来水、温泉、游泳池、热水浴缸等水源中。当人们饮用、游泳、洗澡或使用被 NTM 污染的水源、设备时可能引发感染。一项流行病学研究发现 NTM 肺病的风险增加与特定的生活供水来源有关。还有研究发现淋浴喷头为 NTM 生物膜的形成提供了合适的环境，其细菌生物数量比其他家庭水源中发现的数量高出 100 倍以上。④皮肤接触导致感染：在接触了携带 NTM 的土壤或水源后，NTM 可以通过皮肤损伤处进入体内，导致感染。例如，因为美容、针灸、穴位注射等造成的皮肤软组织 NTM 感染等。⑤使用受污染的医疗设备：如呼吸机、人工心脏瓣膜等。接受医疗操作的患者，尤其是那些需要长期住院或接受呼吸机辅助治疗的患者，更容易感染 NTM。⑥由于 NTM 肺病患者可能长期排菌，理论上也不能完全排除感染他人的可能。近年来有研究发现,脓肿分枝杆菌病可以在囊性肺纤维化患者中发生人与人之间的传播,应引起高度关注。

需要注意的是,NTM 感染致病的风险因人而异,个人的免疫状态是影响 NTM 感染、致病的重要因素。免疫系统受损的人群更容易在感染 NTM 后患病,如获得性免疫缺陷综合征(acquired immunodeficiency syndrome, AIDS,简称艾滋病)患者、携带抗 γ 干扰素自身抗体的自身免疫性疾病患者、正在接受免疫抑制药物治疗的患者等。这些人群的免疫系统功能较弱,无法有效抵抗 NTM 的侵袭。此外,慢性肺部疾病患者,如支气管扩张、囊性纤维化患者等,由于其肺部结构和功能的改变,也更容易感染 NTM。

此外,NTM 感染还可能与个人的生活习惯、居住环境条件相关。吸烟、饮酒等不良生活习惯导致的免疫力下降可能增加 NTM 感染、致病的风险。一些特定的环境条件对于 NTM 的生长繁殖更为有利:①湿度高、通风不良的场所,尤其是在浴室、游泳池、温室等温暖潮湿的地方。②我国南方、沿海地区的 NTM 肺病患病率明显高于北方和内陆地区。

7. 什么人容易患 NTM 肺病?

具有以下特征的人群相对更容易患非结核分枝杆菌肺病(NTM - PD)。

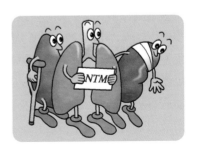

(1) 合并某些基础疾病(尤其是肺部慢性结构性病变)的患者。导致患病风险增加的肺部基础疾病主要包括:支气管扩张、慢性阻塞性肺疾病(COPD)、间质性肺病、肺囊性纤维化、肺结核、尘

肺病、变(态反)应性支气管肺曲霉病、胸廓畸形、胸部肿瘤及肺移植术后等。有研究发现,有些患者的胃食管反流、类风湿关节炎、支气管纤毛运动功能受损也是 NTM-PD 的患病危险因素。

(2)高龄、绝经后、体型瘦高的女性。有研究发现,年长人群的 NTM-PD 患病率会大大增加,年龄越大,患 NTM-PD 风险越高;女性 NTM-PD 的患病率明显高于男性,尤其是那些绝经后、瘦高体型、胸部骨骼异常的女性。

(3)使用免疫抑制类药物的人群。这类药物会抑制人体免疫系统的功能,使人体免疫力下降,从而导致感染风险增加。常见的免疫抑制类药物种类和应用范围主要包括:吸入型糖皮质类固醇(主要指含有倍氯米松、布地奈德、氟替卡松等糖皮质激素成分的吸入型药物制剂,常用于支气管哮喘和慢性阻塞性肺疾病的治疗)、肿瘤坏死因子-α 抑制剂[如依那西普、注射用重组人Ⅱ型肿瘤坏死因子受体-抗体融合蛋白(益赛普)、英夫利昔单抗、阿达木单抗等,常用于银屑病、类风湿关节炎、强直性脊柱炎、克罗恩病等自身免疫性疾病的治疗]、器官移植后使用的免疫抑制剂(如他克莫司、环孢素、吗替麦考酚酯等)及各种用于肿瘤化疗的药物等。

(4)机体自身免疫受损的人群。由于机体自身免疫功能受到抑制,患者缺乏足够抵抗病原体的能力,不能通过自己的免疫系统有效地清除病原体,从而导致感染风险大大增加。这种情况下大多会引起全身播散性 NTM 病,病变不仅可以发生在肺部,还可以发生在皮肤、淋巴结、关节、胃肠道及脑等全身各个部位。自身免疫受损的人群主要包括:HIV 感染者、造血干细胞移植患者、实体器官移植(如心脏、肺、肝脏及肾脏移植)患者、肿瘤(如肺癌、淋巴瘤及白血病)患者等。还有一些较为少见的原发性免疫缺陷病也会导致 NTM-PD 易感性的增加,例如携带抗 γ 干扰素自身抗体的自身免疫性疾病、孟德尔遗传易感分枝杆菌病(MSMD,存在 γ 干扰素/白介素-12 及白介素-23 免疫通路相关基因突变)、遗传性巨噬细胞和树突状细胞缺陷性疾病等。

（5）携带易感基因的人群。有研究认为 NTM‐PD 的发生也与遗传易感性相关，也就是说，当个体身体内存在某种突变的易感基因时，该个体的 NTM‐PD 的患病风险会增加。有研究显示，NTM‐PD 患者体内的 *CFTR* 基因突变发生率显著高于一般人群，有 $21\%\sim44\%$ 的 NTM‐PD 人群携带 *CFTR* 突变基因。但 NTM‐PD 发病是否真正与遗传相关，目前仍然具有争议性，还需要更多的研究进行深入探讨。

8. NTM 病会累及身体的哪些部位？

NTM 病是全身性的疾病，全身各个器官都可能被累及。

（1）NTM 主要侵犯肺组织，引起 NTM 肺病。NTM 肺病是最常见的 NTM 病，在国外占 $70\%\sim80\%$，我国还没有这方面的具体数据。引起肺部病变的 NTM 菌种主要有鸟分枝杆菌复合群（MAC）、脓肿分枝杆菌复合群（MABC）、堪萨斯分枝杆菌等。

（2）NTM 引起的肺部以外的疾病。

1）NTM 淋巴结病是儿童最常见的 NTM 病，多见于单侧的淋巴结，好发于 1～5 岁儿童。病变最常发生于颈部和下颌下淋巴结，耳部、腹股沟、腋下、纵隔、腹腔淋巴结等也可能受累。

2）NTM 皮肤病变往往发生在针刺伤口、开放性伤口、骨折的地方，可以引起皮肤和皮下组织局部感染。医院内也曾经发生过皮肤软组织的 NTM 感染，例如手术部位感染、美容操作后感染或针灸及穴位注射、长期静脉或腹膜导管置管、心脏搭桥术后造成的感染等。被海产品刺伤或皮肤原有伤口接触海产品，可能发生海分枝杆菌感染，海分枝杆菌还可以引起游泳池肉芽肿（在皮肤有伤口的时候更容易发生）。

3）NTM 感染还可以导致骨髓、滑膜（如慢性手或腕部滑膜炎）、滑囊、腱鞘、关节、手深部和腰椎等部位的病变，甚至形成化脓性关节炎。

4）NTM 感染导致的其他肺外 NTM 病变，如牙龈炎、泌尿生殖系统和眼部 NTM 病等，甚至可以引起胃肠道疾病。

（3）播散性 NTM 病。当人体的 2 种及以上的脏器发生 NTM 病时被称为播散性 NTM 病，主要见于免疫受损的患者。播散性 NTM 病最常见于发生严重免疫抑制的患者，如严重的晚期 AIDS 患者、因肾或心脏移植长期使用皮质类固醇的患者，以及白血病等原因引起的免疫抑制。患者可以具有淋巴结病、骨病、肝病、胃肠道疾病、心内膜炎、心包炎和脑膜炎等多种多样的临床表现，与其他感染不易鉴别。

9. 在什么情况下要警惕患了 NTM 肺病？

通常来说，我们可以从症状（例如，咳嗽、咳痰、消瘦、乏力等不适）和肺部影像学检查结果两方面自查是否患了 NTM 肺病。建议具有 NTM 肺病发病高风险的人群定期检查高分辨率肺部 CT。如果出现了类似结核病的症状（例如，慢性咳嗽、咳痰、咯血、盗汗等），或者体检发现肺部影像学异常，患者都应该及时到医院进行进一步诊治，排查 NTM 肺病的可能。

NTM 肺病患者的临床表现差异比较大，总的来说，NTM 肺病多为慢性发病，也可以急性起病。有些患者在体检时发现，可以长期没有明显症状，或者仅仅有少许咳嗽、咳痰等症状；有些患者的病情进展比较快，可以短期内出现咳嗽、咳痰、咯血、胸痛、胸闷、气喘、盗汗、低热等症状，或者患者出现乏力、消瘦、萎靡不振等不适症状在短期内加重。NTM 肺病患者可以具有类似结核病的临床表现,包括全身中毒症状(例如,午后低热、盗汗、消瘦等)和局部损害(例如,咳嗽、咳痰等),但是 NTM 肺病患者的全身中毒症状一般比较轻。对于一些本身就有肺部基础疾病的患者(例如,支气管扩张、肺部囊性纤维化等),如果出现了慢性肺部疾病的恶化,常常表现为原有症状的频发或者加重,那时就要警惕可能合并了 NTM 肺病。

体检时的肺部影像学检查异常主要是指胸部 X 片和(或)胸部 CT 检查发现异常。在影像学方面,NTM 肺病主要有两种类型:纤维空洞型和结节性支气管扩张型,但是两者的表现可以相互叠加。胸部影像学检查发现,病灶可以长期没有变化,或者病灶时好时坏。针对 NTM 肺病,一般更推荐使用高分辨率肺部 CT(HRCT),该检查可以更好地显示肺部的微小病变。胸部影像学检查也可以出现肺部病灶短期内进展、播散、形成空洞,或者侵犯胸膜和心包,引起胸腔积液和心包积液。由于 NTM 肺病的影像学表现多种多样并且缺乏特异性,所以当检查发现肺部病灶时,患者应该及时到正规医院的相应专科门诊(感染科或结核病科)就诊。在临床疑诊的基础上,专科医生会根据患者的肺部影像学、病原学等检查结果,在进一步排查其他肺部疾病(如普通细菌感染、结核病、深部真菌病、间质性肺病等)后,最终明确是否为 NTM 肺病。

究竟在什么情况下我们要警惕 NTM 肺病,我们还可以学习一下更加专业的建议。根据《非结核分枝杆菌病诊断与治疗指南(2020 年版)》,具备以下条件之一的即可疑诊为 NTM 肺病:①痰抗酸杆菌检查阳性而临床表现与肺结核不相符者;②痰标本显微镜检查发现菌体异常的分枝杆菌;③痰标本中分枝杆菌培养阳性,但其菌落形态和生长情况与结核分枝杆菌复合群有异;④痰标本抗酸杆菌检查阳性而结核分枝杆菌分子生物学检查阴性者;⑤接受正规抗结核治疗无效而反复排菌的患者,且肺部病灶以支气管

扩张、多发性小结节及薄壁空洞为主;⑥有免疫缺陷,但已除外肺
结核的肺病患者。

10. NTM 肺病与肺结核有关系吗?

首先,必须明确 NTM 肺病不是
肺结核。肺结核是人体在感染结核分
枝杆菌复合群(TB,简称结核菌)后发
生的肺部病变。NTM 则是除结核分
枝杆菌复合群和麻风分枝杆菌以外的
一大类分枝杆菌。迄今为止,已鉴定

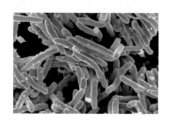

出 200 余种,只有少数 NTM 有机会对人致病,更多的是在人体中
定植而不引起疾病。当人体感染了 NTM 并引起相关组织、脏器
的病变时,发生的肺部病变就是 NTM 肺病。

其次,NTM 肺病又与肺结核密切相关。作为 NTM 肺病和肺
结核各自的致病原,NTM 和结核分枝杆菌又同属于分枝杆菌属,
致病机制也类似。由于 NTM 肺病和肺结核的临床症状和体征具
有较高的相似性,仅仅依靠抗酸染色涂片阳性和分枝杆菌培养阳
性无法完全区分两者。NTM 病的病理改变与结核病也非常相
似,两者常常很难鉴别。结核分枝杆菌与 NTM 的菌体成分和抗
原有着一定的共同性,但 NTM 的毒力较结核分枝杆菌弱,对人体
的致病性比结核分枝杆菌低,以致 NTM 病在病变程度上也相应
的较轻,较少发生干酪坏死,纤维化更常见。NTM 也可与结核分
枝杆菌形成混合感染。

再次,在临床实践中,NTM 肺病很容易被漏诊或误诊为肺结
核,仅凭临床表现,两者难以鉴别,主要依靠实验室检测技术进行
菌型鉴定,结合影像学检测结果来实现鉴别诊断。有学者统计发

现,临床最初诊断为肺结核、在经过规范抗结核治疗后效果不佳的患者中,最终确诊为 NTM 肺病的患者所占比例为 7.1%～32.0%。近年来,随着医学检验技术的发展,NTM 肺病的发病率和患病率,在一些国家或地区甚至已经超过了肺结核。当肺结核患者合并发生胸膜下的薄壁空洞、疗效不佳、发现耐药、痰菌涂片阴性而培养阳性或合并其他肺部基础疾病时,该患者也可能同时合并 NTM 肺病。

对于从事结核相关专业的医生来说,在遇到下列情况时还需要考虑到,患者是否为 NTM 肺病,或肺结核合并 NTM 肺病:①免疫正常的患者痰液中发现抗酸杆菌,γ 干扰素释放试验(interferon-gamma release assay, IGRA)阴性,且临床表现与肺结核不符;②病情和痰液细菌转归不一致;③抗结核药物的药物敏感性试验(以下简称"药敏试验")结果为原发性耐药;④痰或其他标本的分枝杆菌培养阳性,但其生长情况或菌落形态疑为 NTM;或常规培养细菌呈现快速生长型,菌落状态及生长情况与人型结核分枝杆菌不同;同时,结核分枝杆菌分子生物学检测阴性且 NTM 分子生物学检测阳性;⑤诊断为肺结核的患者,抗结核药物治疗疗效不佳;⑥结核性支气管扩张或空洞性病变,痰液细菌阴转后复阳,而与临床症状不相符;⑦具有结构性肺病特征的患者,痰涂片阳性,病灶广泛,但全身中毒症状不明显。

11. 患了肺结核还会患 NTM 肺病吗?

答案是会的。已知肺结核和 NTM 肺病是由不同的细菌引起的,尽管它们都是肺部的感染,但由结核分枝杆菌引起的肺结核与由其他 NTM 引起的 NTM 肺病具有不同的病因、症状和治疗方法,因此,患了肺结核的患者并不能避免患 NTM 肺病。

结核分枝杆菌是引起肺结核的主要病原体,而 NTM 肺病则由其他种类的分枝杆菌引起。常见的情况是,肺部出现病变的患者通常只是感染了某一种病原体(可以是结核分枝杆菌、NTM 或者其他种类细菌、病毒、真菌等),但是在临床上也有患者同时感染多种病原体的情况。少数患者可以既有肺结核也合并存在 NTM 肺病,只是这种情况发生的概率通常比较低。据报道,有 2% ～ 17% 的肺结核患者同时合并有 NTM 肺病。肺结核合并 NTM 肺病的具体发生概率可能受到多种因素的影响,包括地理区域、患者免疫状态、病原体暴露等。

　　究竟在什么情况下患者会同时患上这两种疾病呢? 肺结核与 NTM 肺病同时存在往往发生于肺结核并发支气管扩张或糖尿病的患者。大致原理是,在多重因素的影响下,如肺结核导致的支气管、肺泡组织的进行性破坏,糖尿病导致的机体免疫功能下降或支气管扩张导致的气道屏障功能减弱等,为 NTM 的生长繁殖提供了更适宜的温床,使该患者的肺内更容易感染和滋生 NTM,更易发生 NTM 肺病。

　　那么又怎么判断,患者既患了肺结核又患了 NTM 肺病呢? 随着二代、三代基因测序技术的发展及广泛应用,门诊上也经常会碰到患者带着相关的检查报告来就诊咨询。确实有一部分患者的检查结果提示同时检出了结核分枝杆菌和 NTM,问题是,有了这份报告是不是就直接可以做出诊断,该患者在患了肺结核的同时又患了 NTM 肺病呢? 其实不然,还是要由专科医生根据患者的具体情况,结合该患者的其他检查结果进行综合研判,进而做出专业的诊断和治疗方案。合并发生肺结核和 NTM 肺病的情况可能会对患者的诊断和治疗带来更大的挑战,因为这两种疾病在症状、病理特征和治疗反应上还是存在差异的。在患者出现不典型症状或治疗效果不佳的时候,医生就需要进一步鉴别诊断,综合考量是否存在两者合并感染的可能性。

如果您已经被诊断为肺结核或正在接受抗结核治疗,并且担心自己可能合并了 NTM 肺病,建议您咨询专业的医生进行相应的评估和进一步的检查。诊治经验丰富的专科医生可以根据您的具体情况制订适当的治疗方案,并监测您的病情进展。早诊断和早治疗对于疾病的管理和预后非常重要。

12. NTM 肺病有哪些危害?

　　NTM 肺病的危害主要是对患者呼吸系统的破坏,以及由其导致的进一步伤害。患病人群的特征不同,NTM 肺病的危害也不尽相同。从流行病学的角度讲,NTM 是机会性致病菌,对大部分健康人不致病,NTM 肺病也不是传染病。若是根据易感人群类型分类,NTM 肺病则主要危害老年人、免疫缺陷人群、激素和(或)免疫抑制剂使用者等,可以造成呼吸道的损害(如支气管扩张等);NTM 肺病也常发生于有结构性肺部疾病的患者(如支气管扩张、慢性阻塞性肺疾病、尘肺病等),可以导致原有疾病的临床症状加重、支气管和肺泡组织的进行性破坏,形成恶性循环。NTM 肺病的危害具体又可以细分为以下几种。

　　(1) NTM 肺病对支气管扩张患者的危害:NTM 感染最常发生于支气管扩张患者;同时,NTM 感染引起肺部病变后也可导致支气管扩张。两者互为因果,可形成恶性循环。支气管扩张多继发于呼吸道感染、支气管阻塞等疾病。气道受损、屏障作用减弱或缺失,气道黏膜免疫功能受损,为 NTM 感染提供了有利的生长繁殖环境,从而导致机会性感染。NTM 肺病使呼吸道内充满了黏液,随着时间的推移,导致支气管管腔扩大和损伤、支气管平滑肌和弹性组织受损、支气管内形成液囊,黏液潴留其中而不能被清除,导致继发感染。另外,支气管扩张合并 NTM 肺病累及多个肺叶时,患者的细胞免疫功能和营养状态将进一步受损,也更容易继发其他病原微生物感染,导致治疗的风险和复杂性增加。合并支气管扩张的NTM肺病患者在停药后转阳和再感染的比例都比较高。

(2) 对其他结构性肺病患者的危害:①慢性阻塞性肺疾病(COPD)是当前世界范围内发病率和死亡率都比较高的疾病之一,也是 NTM 肺病患病的高危人群。与 NTM 对支气管扩张患者的影响相似,NTM 慢性感染造成的肺组织破坏,同样可以导致COPD 患者的病情急性加重。NTM 比结核菌(MTB)对 COPD 患者的危害性更大。②肺结核人群也是 NTM 的侵犯对象,肺结核患者先后甚至同时检测出 MTB 和 NTM 的现象时有发生。

(3) 合并症与并发症:NTM 肺病的患者比较容易合并其他病原微生物感染,其中有些感染还很难治疗,比如曲霉、假单胞菌,或其他革兰阴性菌感染。NTM 肺病并发胸膜炎不常见,但是一旦发生胸膜炎则容易并发支气管胸膜瘘或气胸,推测为胸膜穿孔或炎症扩散到胸膜所致。当 NTM 引起严重肺部感染时还可能引起心血管疾病或原有疾病的进展,如肺心病、心力衰竭、心包积液等。

(4) NTM 肺病可以导致患者的生活质量下降,严重时对患者及其家人的生活也会产生显著影响。如果 NTM 感染未能及时得到有效控制,可导致肺组织的进一步破坏,细菌更加难以被清除,以致形成感染-肺组织结构破坏-免疫力低下的恶性循环,患者出现极度消耗的恶病质状态。而且,由于肺部组织的损害、坏死、纤维化,长病程的 NTM 肺病患者可能出现活动耐力下降、呼吸困难等肺功能下降的相关表现。NTM 肺病患者通常需要长期联合使用多种抗生素治疗,甚至可能需要用到价格昂贵的药物,这些治疗方案不但可能带来新的相关药物不良反应、诱发二重感染,还会加重患者及其家庭的经济和心理负担、增加社会成本,患者也可能会因患病而倍感压抑或焦虑、处理日常事务的能力下降,甚至因此患上抑郁症或焦虑症。

（5）部分 NTM 肺病患者可能因被误诊为肺结核而反复进行抗结核治疗。因为 NTM 对抗结核药物的天然高耐药率而导致治疗失败,有的 NTM 肺病患者甚至有可能被诊断为耐药结核病而接受多种抗结核药物的更长程治疗。当前我国诊断 NTM 肺病的实验室技术还比较落后,实验室质控和分枝杆菌菌种鉴定能力也存在不足。痰液抗酸杆菌阳性的患者如果无法进一步做菌种鉴定,将可能导致误诊和漏诊。此外,非结核分枝杆菌菌种鉴定和药敏试验的研究也相对比较滞后,尚未建立公认的早期、快速、敏感、特异的标准化诊断技术和药敏检测技术,再加上目前在药敏试验对临床治疗的指导意义上存在的争论,都可能导致患者长时间得不到有效的抗分枝杆菌治疗。

13.　NTM 肺病会不会遗传?

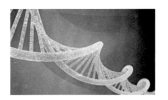

　　NTM 肺病是感染性疾病的一种,不属于遗传性疾病。不过,因为 NTM 肺病的发病与患者的一些遗传性因素密切相关,在 NTM 肺病是否具有遗传性的问题上一直存在争议,而且各个学者的研究结果也并不一致。

　　NTM 肺病常常继发于结构性肺病(例如支气管扩张、慢性阻塞性肺疾病等)或免疫功能异常的患者,但是也有部分 NTM 肺病患者并没有已知的患病危险因素。有学者推测,后者的患病可能是多基因和(或)多因素作用的结果。根据是否存在易感因素(也就是存在比较容易患某种疾病的情况)和相关的遗传性基础疾病,NTM 肺病主要见于以下 3 类人群:①有肺部解剖学异常但无明确的遗传基础,如支气管扩张、肺气肿、硅肺等;②具有免疫、遗传因素导致其易于发生支气管扩张和(或)肺部感染的患者,如囊性肺纤维化(cystic fibrosis, CF)、原发性纤毛运动不良症(primary ciliary dyskinesia, PCD)、干燥综合征(sjögren syndrome, SS)和普通变异型免疫缺陷病(common variable immunodeficiency disease, CVID)等;③无已知的肺部和免疫异常的人群。有研究指出,NTM 感染还存在着人种间的分布差异,例如:亚洲人较其他人种感染脓肿分枝杆菌的风险增加;在美国,90%的 NTM 病患为白色人种,比亚洲人/太平洋岛民患 NTM 病的风险增加一倍,而黑色人种仅有白色人种一半的患病风险。另一学者的研究也提示,白色人种更易患 NTM 病。

当前 NTM 肺病遗传性研究主要集中在家族聚集性、遗传易感性和遗传表型等几个方面。①家族聚集性(即某疾病在同一家族内多发):有多项研究显示,NTM 肺病存在家族聚集性。在同一个家族中,有多个成员患有 NTM 肺病的情况并不罕见。提示遗传因素有可能在 NTM 肺病的发病中起到一定作用。②遗传易感性(即天生就容易感染某种病原微生物):在遗传学上,NTM 肺病的发病与多个基因的变异和多态性有关。研究发现,NTM 肺病发病率与特定人类白细胞抗原(HLA)相关,基因的多态性可以影响机体对 NTM 肺病的易感性。此外,其他基因的突变也与NTM 肺病的遗传易感性有关。某些基因的变异可以增加个体对NTM 肺病的易感性,也可以降低机体对 NTM 感染的抵抗力。囊性纤维化(CF)是最常见的与 NTM 肺病有关的遗传性疾病。此外,α_1 抗胰蛋白酶缺乏、肺泡蛋白沉积症、原发性纤毛运动不良症(PCD)等也是 NTM 肺病的易感因素。原发性纤毛运动不良症可以导致气道的廓清能力下降,形成气道阻塞和黏膜炎症的恶性循环,导致支气管扩张、对 NTM 易感。普通变异型免疫缺陷病(CVID)患者容易导致反复的呼吸道感染和支气管扩张,而支气管扩张是发生 NTM 感染最主要的呼吸道结构性改变。③遗传表型（即个体患病后的表现是天生的）：NTM 肺病的遗传表型多种多样，具有个体差异性。一些患者可能表现出明显的肺部症状，而另一些患者可能仅有轻微的症状或无症状。推测这种差异可能与个体的遗传背景有关。

14. 患了 NTM 肺病的主要表现有哪些？

NTM 感染人类后可以侵犯皮肤及全身各个脏器，主要表现为慢性肺部疾病、全身播散性疾病、皮肤软组织感染、浅表性淋巴结炎等，又以 NTM 肺病最为常见。

NTM 肺病是发生在肺部的慢性感染性疾病，症状与肺结核很相似，主要表现为咳嗽、咳痰、活动后气促、低热、乏力、胸痛、咯血、纳差及体重减轻，中毒症状则较肺结核轻。由于 NTM 肺病患者大多合并其他慢性肺部疾病，如慢性阻塞性肺疾病、肺心病、尘肺病、肺纤维化和遗传性疾病（如囊性纤维化）等，患者也可以出现相应的临床表现，或者表现为患者原有基础疾病症状的加重。

当 NTM 肺病患者存在严重免疫抑制（如存在艾滋病、恶性肿瘤、器官移植等）的情况时，则可能发生播散性 NTM 感染。患者会出现全身播散性病变，多表现为 NTM 肺病合并播散性淋巴结炎、胃肠道感染、肝病、心内膜炎、心包炎及脑膜炎等。全身中毒症状表现为反复高热、盗汗、体重减轻。患者除具有上述呼吸系统症状外，还会出现腹痛、腹泻等其他各个病变系统相应的症状和体征。

15. 患了 NTM 肺病为什么会不想吃饭、消瘦？

我们在临床工作中接诊的 NTM 肺病患者常常表现为食欲

减退并逐渐消瘦,甚至极度消瘦。在 NTM 感染肺部后,感染可以导致患者食欲减退,当体温升高时代谢率也增高,能量消耗进一步加重。已知患者体温每升高 1 ℃,基础代谢率提升 13%。再加上很多 NTM 肺病患者本来就有支气管扩张、慢性阻塞性肺疾病等慢性结构性肺病,或者老年患者原有高血压、糖尿病等其他慢性基础疾病,在原有疾病的治疗过程中,口服药物多也可能导致胃肠道功能紊乱,造成不想吃饭、肠道营养吸收效率降低。患病后,NTM 肺病患者的吸收效率低而消耗增加,可进一步加重消瘦。

Kartalija 等研究者在测量了 103 例 NTM 肺病患者以及 101 例对照者的身体体重指数、血清瘦素、血清脂联素(又称脂连蛋白)和几种细胞因子后发现,NTM 肺病患者的身体体重指数明显低于对照组。能量消耗可以造成脂肪组织的分解。NTM 肺病患者的血清瘦素和脂联素水平与患者的体脂含量相关。瘦素是脂肪组织分泌的一种主要的特异性脂肪因子,具有激素和细胞因子的双重作用,瘦素的减少可导致淋巴细胞减少和宿主保护因子生成减少。动物实验发现,瘦素也是抗结核菌和脓肿分枝杆菌的宿主保护因子。脂联素是脂肪分泌的另一种脂肪因子。脂联素通过与两种经典受体的相互作用,诱导免疫抑制细胞因子(如 IL-10 和 IL-1 受体拮抗剂)从而降低患者的抵抗力。患者体脂减少时瘦素通常也减少,而脂联素则增加,体脂低的患者可能因其瘦素水平降低、脂联素增加而对 NTM 的易感性增加。

综上所述,体脂含量低、营养不良者更易感染 NTM;NTM 感染后,患者的能量消耗增加和食欲降低又进一步加重消瘦,如此形成恶性循环,可导致病情进行性加重。

16. 　患了NTM肺病为什么会有咯血?

咯血是指来自喉以下呼吸道任何部位出血经过口腔排出。咯血部位可接受体循环和肺循环多重血液供应。体循环供血多为支气管动脉供血,其他血管也可提供血运,NTM肺病患者的咯血多与体循环有关,可能涉及多种出血原因和机制。

NTM肺病所致支气管壁黏膜破坏、糜烂、溃疡,损伤支气管黏膜内血管,使得血管通透性增加,造成咯血或痰中带血。另外,当NTM肺病发生炎症过程时,局部供血增加,血流量大,血流增速,可进一步增加咯血风险。大多数NTM肺病患者具有潜在的阻塞性或限制性支气管肺疾病(慢性阻塞性肺疾病、支气管扩张、尘肺病、肺纤维化、肺结核后遗症、肺气肿、肺癌和遗传性疾病如囊性纤维化等)。这些疾病也可能造成支气管壁的改变和肺组织的损伤,引发咯血。

NTM肺病若合并支气管扩张,当支气管黏膜表面的肉芽组织创面的小血管或管壁扩张的血管破裂出血时,往往咯血量较大,甚至不易止血,可出现咯血或血痰,甚至大咯血。空洞型NTM的动脉壁失去正常组织的支撑,逐渐膨出形成动脉瘤。这种动脉瘤的管壁弹力纤维被破坏,脆性增加,在剧烈咳嗽或过度扩胸时可导致血管内的压力突然改变或空洞壁的坏死,血管断裂造成致命性大咯血。

17. 　为什么NTM肺病患者经常会有咳嗽、咳痰?

咳嗽、咳痰是呼吸道感染的常见症状。慢性咳嗽、咳痰则常常困扰NTM肺病患者。

咳嗽是一种突发的、暴发性的呼气运动,它能够帮助清除气道内的分泌物或异物,是一种保护性的生理反射。咳嗽的启动是由延髓咳嗽中枢受到刺激引起的,这个神经中枢接收到来自耳、鼻、咽、喉、支气管、胸膜等感受区的机械及化学刺激,并将这些信息传递到运动神经。喉下神经、膈神经和脊髓神经等接收到信息后可发送命令引起咽肌、膈肌和其他呼吸肌的收缩,协同完成咳嗽动作。具体表现为在深吸气之后,短暂闭气,声门关闭,胸内压增加,接着突然剧烈呼气,冲破狭窄的声门裂隙,产生咳嗽动作并发出声音。此外,上呼吸道、咽喉、食管、外耳道的迷走神经或其分支受到刺激也可能导致咳嗽。

咳痰是通过气管支气管黏膜上皮细胞的纤毛运动、支气管平滑肌的收缩以及用力咳嗽时的呼气来将气道内的痰液排出。咳痰是一种病态现象。正常支气管黏膜腺体和杯状细胞只分泌少量黏液以保持呼吸道黏膜的湿润。当呼吸道发生炎症时,黏膜充血、水肿,黏液分泌增多,毛细血管壁通透性增加,浆液渗出。此时含红细胞、白细胞、巨噬细胞、纤维蛋白等的渗出物与黏液、吸入的尘埃和某些组织破坏物等混合而形成"痰",随咳嗽动作排出。

NTM 感染肺部时,在中性粒细胞捕捉并杀灭大部分 NTM 后,剩下的 NTM 被巨噬细胞吞噬并在巨噬细胞内生长繁殖,在溶酶体酶的作用下部分 NTM 被溶解,释放的坏死物质刺激支气管黏膜引起咳嗽。同时,其抗原产物及其菌体成分被运送至局部的淋巴结,在此通过一系列途径激活多种效应细胞释放多种细胞因子,从而产生 CD4$^+$ T 细胞等介导的免疫反应和迟发型变态反应,进一步刺激肺组织及支气管,使黏膜充血、水肿,分泌黏液增多,患者即出现咳嗽、咳痰。由于肺的正常解剖结构被破坏,NTM 肺病患者的痰往往不易排出,对呼吸道黏膜的刺激长期反复存在,患者就会经常咳嗽、咳痰。除此之外,NTM 肺病患者多合并支气管扩张、慢性阻塞性肺疾病等,因为有中小支气管损伤阻塞、支气管壁结构破坏,同样可发生慢性咳嗽、咳痰的症状。

18. 患了 NTM 肺病会有生命危险吗?

NTM 肺病虽然总体治愈率不高,但大部分进展缓慢。及早发现、合理治疗大多数可以有效控制病情,一般不会出现生命危险。当然,由于 NTM 菌种的多样,NTM 肺病预后不尽相同。

年龄较轻、非播散性、未与人型结核菌或 HIV 等混合感染的 NTM 肺病患者一般预后较好。由于堪萨斯分枝杆菌多数对多种药物敏感,患者的预后也较好。如果合并结构性肺病、缺少敏感药物治疗,或无手术适应证、年龄较大,或为播散性,或与结核菌或 HIV 等病原微生物混合感染者,则预后较差。若患者出现原发病无法控制、并发严重心力衰竭或呼吸衰竭、突发大咯血或并发严重感染无法控制等情况,则可能危及生命。

我国最常见的致病性 NTM 是脓肿分枝杆菌复合群、堪萨斯分枝杆菌以及 MAC。其中 MAC 在 NTM 中预后较好。堪萨斯分枝杆菌根据对利福平的耐药情况分成敏感型和耐药型,敏感型预后优于耐药型。脓肿分枝杆菌分为克拉霉素敏感/诱导型大环内酯类和大环内酯类高度耐药两种类型,与堪萨斯分枝杆菌和 MAC 相比,其治疗更困难,一般预后较差。

NTM 肺病需要多种药物联合治疗,疗程非常长,在整个治疗过程中都要进行药物安全性检测。患者对治疗的依从性,治疗方案的合理性,菌种鉴定和药敏试验的实施情况及结果,患者自身的免疫状况等都是影响患者疾病转归的重要因素。

19. NTM 会传染吗?

迄今尚未证实 NTM 可以通过人进行传播。现在普遍认为,

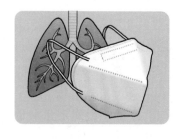

人可从环境中感染 NTM 而发病,水（如淋浴、游泳、饮水、洗手和洗碗）和土壤（从事园艺工作）是 NTM 病的重要传播途径。因为 NTM 在环境中广泛存在,患者感染了 NTM 后我们通常也难以确定具体的感染来源。很多医生和科学家认为患上 NTM 肺病并不单纯因为接触了分枝杆菌,还因为患者本身体质问题:有一些人相比其他人更容易受到感染。因而在实际生活中,虽然几乎每个人都会接触到 NTM,但是否发生感染与我们自身的防御能力和接触到的 NTM 的类型、致病性、数量多少密切相关。

目前,NTM 肺病感染途径的研究受到更多的关注,但较多的结论认为结构性肺病是患 NTM 肺病的主要危险因素。有些患者无明显的基础疾病,但因支气管内清理细菌作用的纤毛运动功能受损而易患 NTM 肺病;摄入的 NTM 通过胃反流误吸导致肺部感染。有报道胃食管反流病患者并发 NTM 肺病的概率相对较高,特别是消瘦的老年人。严重免疫缺陷和胃肠道屏障功能降低的患者饮用被 NTM 污染的水也可导致发病。还有一类无肺部疾病的老年瘦高体型女性易患"温夫人综合征"（Lady Windermere syndrome）,她们由于礼貌、克制咳嗽,痰液累积导致右肺中叶及左肺舌叶易感染 MAC。

不过,近年来也有医学专家的研究发现 NTM 可能具有传染性。长期以来,我们未能获得 NTM 人与人之间传播的证据,并据此推断感染 NTM 的患者可能不具有传染性,但近年来国外一些囊性纤维化医疗中心病房内的 NTM 的暴发感染提示这种危险性的存在。近年来,关于 NTM 病的传播的研究表明,手术后 NTM 相关性感染及人际间的传播现象也逐渐被发现和重视。脓肿分枝杆菌复合群（MABC）占致病性快速生长分枝杆菌的 $65\% \sim 80\%$,

在囊性肺病、实体器官移植接受者(尤其是肺移植接受者)感染风险较高。通过对囊性肺纤维化患者感染的脓肿分枝杆菌菌株进行全基因组测序分析显示,这些菌株之间具有高度的同源性,也就是说脓肿分枝杆菌病可能会在人与人之间进行传播,尤其是囊性肺纤维化患者,或可能通过尘螨或气溶胶进行人际间传播,应引起我们高度关注。另外的研究观点认为脓肿分枝杆菌有可能是通过污染物扩散或通过产生的传染性气溶胶进行传播的。脓肿分枝杆菌也可能由其他人类、人畜共患或环境传播媒介的间接驱动,而不是通过患者之间的直接接触,但除此之外尚未见到其他的 NTM 传染的证据;传染性推测可能是通过呼吸道传播,或者患者污染了就诊场所环境,导致了人传人。其他研究结果提示,堪萨斯分枝杆菌有潜在人际间传播的可能性。以上观点仍然需要进一步的研究证实。

因此,目前还不能明确 NTM 肺病患者能把 NTM 传染给别人,但 NTM 潜在的传染性将进一步加重其危害性,尤其是免疫功能低下的人群。

诊 断

20. 就诊前的准备有哪些?

在就诊前做好相应的准备可以提高就诊效率,避免就诊时因紧张而遗漏,那么需要做好哪些准备工作呢?

(1)记录您出现的症状和病史。患者如果在就诊时能够清楚地概括自己的病情,并能够正确地描述主要的症状表现、既往治疗过程和治疗中有无用药不适,以及症状是否缓解等,将有助于医生更加及时、准确地做出相应的诊断和治疗建议。需要描述的症状包括:有无咳嗽、咳痰、发热,有无痰中带血,有无气急、气喘,活动耐力有无下降,体重有无下降,有无皮肤结节、红斑及其他症状。同时也需要提供有无其他合并症及其用药情况。

(2)准备好已有的相关诊治资料。在就诊前,患者还需要准备好既往所做的所有检查、检验的书面资料和影像资料,如 CT 影像报告及胶片、化验结果、检查报告等。如果资料比较多,而自己又搞不清楚哪些资料是医生需要了解的,那就不妨在就诊时都带上,以免遗漏重要的信息。如果既往曾经住院诊治,到医院就诊时一定要带上出院小结,这点非常重要。

(3)罗列要咨询的问题。有时候在就诊前列出一个问题清单会很有帮助,这样就不会忘记要咨询的问题。如果患者感到特别焦虑的话,不妨带家人或朋友一起去就诊或复诊,这可能会有所帮

助。由于就诊的时间有限,问题不能过于繁复。在每次就诊时可
以根据需要,选择好此次就诊重点需要了解的问题,提高就诊效
率,实现与医生的有效沟通。常见的问题主要包括:感染的 NTM
菌种类型、是否需要治疗、用药注意事项、预计用药疗程、药物不良
反应观察及疗效随访、复诊时间等。有时还有可能涉及是否需要
手术治疗及饮食、运动等健康宣教内容。

21. 基层医院的诊疗条件有限,异地就医困难大怎么办?

近年来,随着人口老龄化和环境变化、HIV 感染或艾滋病患
者的增加、NTM 细菌学和分子生物学鉴定技术的发展等诸多因
素的影响,NTM 肺病患病人数呈快速增长趋势,已成为威胁人类
健康的重要公共卫生问题。准确诊断 NTM 肺病的致病菌种对于
NTM 肺病的治疗至关重要。医疗机构和医务人员都要按照相关
指南对 NTM 肺病进行规范的诊断和治疗,在具体临床实践中不
断提高 NTM 肺病的诊治水平。NTM 肺病的诊断不仅需要靠实
验室菌种鉴定等检测,还要根据易感因素等流行病学、患者的临床
表现及影像学等相关检查结果进行综合分析判断。因此,临床医
生切忌单凭培养或分子生物学鉴定结果就做出 NTM 病的诊断并
启动治疗,在检测出无致病性或致病性弱的 NTM 菌种时尤其必
须结合临床情况综合评估。NTM 肺病可以单独发病,也可与肺
部其他疾病如肺结核、支气管扩张、慢性阻塞性肺疾病、囊性肺纤
维化等并存,临床上应该高度警惕。

当前,仍然有临床医生对 NTM 肺病并不了解或并不熟悉其
诊治规范。在基层医院,由于受到诊疗水平和检测条件的限制,可
能会发生误诊与误治。有部分患者会选择主动到大城市、大医院
找到相关专科和专家进一步诊治;或者也有部分患者是因为病情

无法得有控制,而不得不舍近求远到上级医院就诊。但是,仍然有部分患者因为各种原因而无法实现异地就医。

为了更好地解决这一问题,可以采取的主要举措包括:①加强关于预防和诊治 NTM 感染的宣传教育,努力提升基层医院对 NTM 病的诊疗水平,提高医务人员对 NTM 病的警惕性,及时发现和按需转诊可疑患者,减少误诊、误治。可以组织基层医院医师到上级医院进行系统的学习进修,鼓励相关医务人员和检验人员参加各种线上及线下的 NTM 诊疗相关培训,举行 NTM 专题会议,宣讲和推广 NTM 病的诊治指南,在线上进行各种 NTM 病例诊治的经验分享等,包括医疗机构公众号在内的科普专栏也是面向基层医师和患者的一个很好的宣传平台。②上级医院定期派驻专科医师到基层医院坐诊、教学查房、会诊等,或者组织线上病例讨论、线上远程会诊等。③利用线上就医途径。当前各大医院都有开设网上就诊平台,帮助部分不能异地就诊的患者实现远程会诊和病情咨询,有的线上平台还可以实现续方配药。

22. 有支气管扩张就会患 NTM 肺病吗?

支气管扩张是由各种病因引起的反复发生的化脓性感染,可以导致中小支气管反复损伤和(或)阻塞,致使支气管壁结构破坏,引起支气管异常和持久性扩张。支气管扩张患者主要临床表现为慢性咳嗽、大量咳痰和(或)间断咯血、伴或不伴气促和呼吸衰竭等轻重不等的症状。支气管扩张在亚洲人群中属于常见病,也是 NTM 肺病的常见易患因素。2014 年国内学者曾对 3 857 例支气管扩张患者进行回顾性分析,其中有 431 例(11.2%)支气管扩张患者的分泌物培养出了 NTM。患者影像学主要表现为累及双肺的程度不等的囊状、柱状或囊柱状支气管扩张形成,病变主要分散在肺外带。韩国的一项 10 年全国队列研究发现，支气管扩张患者发生 NTM 感染的可能性是非支气管扩张患者的 19 倍，支气管扩张患者中，年龄（中老年）、女性、既往肺结核病史和长期使用大环内酯类药物，都是 NTM 感染的高危因素，中国大陆的单中心横断面研究同样显示超过 23% 的支气管扩张患者合并 NTM 感染。可见，支气管扩张患者中，确实有一定比例的患者会发生 NTM 感染、患 NTM 肺病，但是并非有支气管扩张就一定会患 NTM 肺病。

有研究发现，支气管扩张合并 NTM 肺病患者多为中老年女性。有学者将两者的关系比喻为"鸡和蛋"的关系：支气管扩张是 NTM 肺病的易感因素，NTM 感染也会造成支气管扩张，两者可能互为因果，孰因孰果尚不明确。当然，一旦确诊支气管扩张也不必过于紧张，患者可以去正规医疗机构的相关专科就诊，在专科医师的指导下进一步诊治。患者需要了解定期随访和痰检的重要性。临床医师通过患者病情制订个性化的随访及监测方案，并及时对治疗方案进行优化、调整。在积极的干预下使患者的支气管扩张病情得到控制、缓解和稳定，对于降低易感、预防 NTM 肺病也能起到正向作用。

23. 怎么才能确诊 NTM 病？

NTM 病就是指人体感染了 NTM，并引起相关组织、脏器的病变。

NTM 病不论是临床表现、影像学表现还是病理变化都与结核病相似。NTM 病一般分为 NTM 肺病、肺外 NTM 病、播散性 NTM 病。在诊断 NTM 肺病时需要患者有相关肺部影像学表现，并且在确保标本无外源性污染的前提下，符合相关病原学诊断标准。若患者具有局部和(或)全身性症状,经相关检查发现有肺外组织、器官病变,已排除其他疾病,在确保标本无外源性污染的前提下,病变部位组织 NTM 培养阳性,即可做出肺外 NTM 病的诊断。有少部分患者发现有 2 处或 2 处以上组织器官病变,血培养 NTM 阳性,和(或)骨髓、肝、胸内或腹内淋巴结穿刺物培养 NTM 阳性,可诊断为播散性 NTM 病。

诊断 NTM 病时需要注意,对于单次 NTM 分离阳性的患者,尤其是无致病性或致病性弱的 NTM 菌种,需谨慎做出 NTM 病的诊断,防止过度诊疗,同时也要严密随访,防止漏诊。临床标本留取时,从无菌部位分离到 NTM 往往意味着致病,但从非无菌部位如痰液和支气管冲洗液(或肺泡灌洗液)中分离的 NTM 要排除标本污染或呼吸道定植的可能。例如,血培养发现偶然分枝杆菌往往诊断为播散性偶然分枝杆菌病,但痰标本分离出偶然分枝杆菌多为呼吸道定植或标本污染。对于疑似 NTM 肺病患者,可检测痰液、诱导痰(通过雾化吸入高渗盐水等手段诱导痰液生成而获得的痰液标本)、支气管冲洗液、支气管肺泡灌洗液或病灶的活组织标本,呼吸道标本应在采集 24 小时内进行检测(若不能及时处理,应 4 ℃保存)。不应使用口咽拭子培养或血清学检测来诊断 NTM 肺部感染。淋巴结肿大的患者可以进行淋巴结穿刺,留取穿刺液或活组织检查标本。对于不明原因发热、淋巴结肿大的艾滋病患者应常规留取血液标本进行分枝杆菌培养。

 怀疑有 NTM 病,一般需要做哪些检查?

在怀疑为 NTM 肺病时:要进行影像学检查(胸片、CT);对患者的痰液等呼吸道分泌物(支气管冲洗液或肺泡灌洗液)进行 NTM 相关检测(涂片、培养、菌种鉴定等);根据需要进行肺组织穿刺活检及 NTM 相关检测，并可检测肺组织中的 NTM 基因片段。

在怀疑为肺外 NTM 病时：疑似淋巴结 NTM 病可行相应部位的 CT 或浅表淋巴结超声检查；淋巴结穿刺活检，做组织细胞学、病理学及 NTM 相关检查并检测组织中是否存在 NTM 的 DNA 片段。疑似皮肤 NTM 病则可取皮肤病变组织进行活检，行组织病理学和组织病原学检查。疑似脑部 NTM 病时，要行颅脑磁共振检查、腰椎穿刺且脑脊液送 NTM 相关检测。疑似腹部肝脏和脾脏 NTM 病要做腹部螺旋 CT 检查，也可行病变部位的穿刺活检及组织病理学和组织病原学检查。疑似脊柱 NTM 病的也要行影像学检查；在无肺内 NTM 病变依据的情况下可行脊柱旁病变组织穿刺，标本送检细胞学、组织病理学和组织病原学检查。

在疑似播散性 NTM 病时：还需要进行血培养或骨髓培养，在 NTM 阳性时进行菌种鉴定。

最后需要强调的是，在实际临床工作中，一般还需要与结核病进一步鉴别，做一些结核病相关的实验室检测。

25. 怎么才能确诊 NTM 肺病？

大多数 NTM 肺病患者的肺部已患有基础疾病，临床表现差异较大，可以长期无明显症状，或仅有咳嗽、咳痰等症状。多缓慢起病，常表现为慢性肺部疾病的恶化；有些病情进展较快，出现咳嗽、咳痰、咯血、胸痛、胸闷、气喘、盗汗、低热、乏力、消瘦及萎靡不振等。NTM 肺病的影像学表现也多种多样，肺部 CT 多表现为结节影、斑片及小斑片样实变影、空洞影、支气管扩张影、树芽征、磨玻璃影、线状及纤维条索影、肺气肿、肺体积缩小等，胸膜肥厚粘连、心包受累、纵隔淋巴结肿大少见，且通常多种病变形态混杂存在。

　　具有上述 NTM 肺病的临床表现和影像学表现,在排除其他肺部疾病和污染的前提下,符合以下情况之一即可诊断为 NTM 肺病:①两份分开送检的痰 NTM 培养阳性并鉴定为同一致病菌,和(或)NTM 分子生物学检测均为同一致病菌;②支气管冲洗液或支气管肺泡灌洗液 NTM 培养和(或)分子生物学检测 1 次阳性;③经支气管镜或其他途径行肺活组织检查,发现分枝杆菌病组织病理学特征性改变,并且 NTM 培养和(或)分子生物学检测阳性;④经支气管镜或其他途径行肺活组织检查,发现分枝杆菌病组织病理学特征性改变,并且≥1 次的痰标本或支气管冲洗液或支气管肺泡灌洗液中 NTM 培养和(或)分子生物学检测阳性。

26. 有哪些检查可以帮助诊断 NTM 肺病? 为什么?

　　可以帮助诊断 NTM 肺病的检查主要有影像学检查、实验室检查和肺组织病理学检查三大类。

　　影像学检查主要包括 X 线胸片和胸部 CT 检查,可以帮助发现是否存在肺部病变以及病变特点是否提示 NTM 感染。NTM 肺病胸部影像学表现多样,呈现广泛病灶,多累及全部肺叶,涉及双肺、多肺叶,影像学下可观察到渗出、增殖、空洞、结节、干酪化、纤维化等影像学改变。类似于结核病,但不同于其他疾病。

　　实验室检查可以检测、发现 NTM 存在的证据,并进一步进行菌种鉴定和药敏试验。①传统的方法主要是痰液抗酸杆菌涂片和培养。痰液涂片阳性无法鉴别是 MTB 还是 NTM;痰培养方法多样,临床常用的方法为 BACTEC MGIT 960,能够初步鉴定 MTB 和 NTM,但是无法鉴定 NTM 的种类,而且耗时长。可进一步采用对硝基苯甲酸选择性培养基法和 MPB64 抗原检测法对菌种进行初步鉴定。②免疫色谱技术：包括气象色谱、高效液相色谱，能够鉴别常见的 NTM 种类，但是无法鉴定新型 NTM 致病菌种类，而且不能直接应用于痰标本检测。③分子诊断技术：通过分析同源 DNA 序列组成差异可以鉴定至菌种水平。目前常用的有：基于 PCR 的分子生物学技术，如 DNA 微阵列芯片技术、荧光 PCR 熔解曲线法和线性探针技术；靶向高通量测序(tNGS)技术，目前可鉴定 167 种及亚种分枝杆菌，覆盖所有对人类致病或疑似致病的分枝杆菌，诊断准确性高，尚可检测分枝杆菌一线/二线药物的耐药基因，可指导临床在 24 小时内治疗方案的制订；核酸基质辅助激光解吸电离飞行时间质谱技术(核酸 MALDI－TOFMS 技术)，可以快速鉴定分枝杆菌菌种，敏感性更高，而且由于有多基因结果的验证，可以在提高敏感性的同时保证分枝杆菌检测的特异性。

肺组织病理学检查：通过经皮肺活检或经支气管镜肺活检，可以取得病变肺组织进行组织病理学检查。NTM 肺病的病理组织所见与结核病变高度相似。NTM 肺病的病理特征也是肉芽肿性病变，患者体内的淋巴细胞、类上皮细胞会聚集形成结节状病灶，但无结核结节的典型性。同时对病变肺组织标本进行分子生物学检测，也可以分辨出分枝杆菌的菌种。

27. NTM 肺病有哪些常见影像学检查特点？

NTM 肺病的影像学表现多种多样，且缺乏特异性。影像学主要以纤维空洞型和结节性支气管扩张型两种类型为主，但两者的表现可相互重叠。X 线胸片表现以片状炎性阴影、单发或多发薄壁空洞、纤维硬结灶、轨道征、蜂窝状阴影等多见，球形病变、胸腔积液、心包积液等相对少见。病变多累及双肺上叶尖段和前段、右肺中叶及左肺舌叶。胸部 CT 尤其是高分辨率 CT 相对更精确，可清楚显示 NTM 肺病的肺部、支气管、胸膜、淋巴结等病灶。

胸部 CT 表现复杂多样，大多为结节影、磨玻璃影、斑片状实变影、支气管扩张影、空洞影、树芽征、纤维条索影、肺气肿，甚至肺体积缩小等，少部分可累及胸膜导致胸膜粘连增厚、累及心包膜致使心包积液、累及纵隔致使纵隔淋巴结肿大等。结节影常以小叶中心小结节为主，少数也可表现为大结节影，结节边缘模糊；支气管扩张影主要呈囊状及柱状，多发性、多灶性，以右肺中叶、左肺舌叶多见，影像学表现主要为双肺多发的小叶中心性结节，伴有支气管扩张和引流小支气管壁增厚；空洞影常以多发、薄壁空洞为多见，多分布在上叶邻近胸膜处、伴局部胸膜增厚，相对而言，单发、厚壁空洞少见。小叶中心结节影与支气管扩张影混合存在是 NTM 肺病较为常见的典型影像学表现。

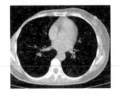

左下肺多发斑点斑片结节影

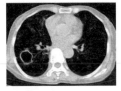

右下肺薄壁空腔，伴有周围斑片结节样病灶

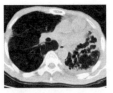

左侧囊柱状扩张的支气管，伴纵隔向左侧牵拉移位

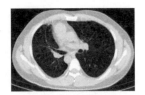

右中叶支气管扩张伴有树芽征病灶

28. 不同类型 NTM 导致的 NTM 肺病,胸部影像学表现都一样吗?

NTM 肺病的影像学表现不一,一定程度上取决于 NTM 菌种。因此,不同致病性 NTM 菌种导致的肺病,肺部影像学表现并不完全相同。

鸟分枝杆菌复合群(MAC)肺病常见的肺部影像可表现为:①纤维空洞型,这是 MAC 感染中比较常见的类型。主要病变位于肺上叶,又被称为"上叶空洞型",胸部 CT 表现为肺尖部的纤维空洞,有时为巨大空洞,伴肺浸润、结节或纤维病灶的空洞病变,胸部 CT 和胸片表现与继发性肺结核不易鉴别。②结节性支气管扩张型:病变进展常较纤维空洞型缓慢。胸部 CT 表现为双肺多发的小叶中心性结节,伴有支气管扩张和引流的小支气管管壁增厚,右中叶和(或)左舌段病变多较重;也可表现为多发小结节(树芽征)伴支气管扩张,是 MAC 感染的一种重要影像类型。③孤立的肺结节:目前有少量相关报道指出 MAC 可以表现为孤立性肺结节。④MAC 相关过敏性肺炎:胸部 CT 表现为斑片样磨玻璃影、小叶中心性结节和呼吸相的空气潴留,多亚急性起病,最常见的症状是呼吸困难、咳嗽和发热,偶可出现严重的低氧血症,此型往往预后良好。

堪萨斯分枝杆菌肺病:在欧洲、亚洲和非洲也较为常见。通常与肺结核极为相似,在较早的研究中,85%～95%的病例出现肺空洞,20%为双肺空洞。与肺结核相比,堪萨斯分枝杆菌肺病的空洞往往壁较薄、光滑、钙化少,周围实质浸润较少,结节病灶更小。

脓肿分枝杆菌肺病:胸部 CT 多见间质型、间质-肺泡混合浸润型及网状结节型病变,而空洞形成少见。与结节/支气管扩张型(非空洞型)MAC 肺病患者的胸片/胸部 CT 表现相似。病灶通常累及双侧,多分布在上叶,可累及多叶。

由于 NTM 致病菌种类型多样,肺部影像学表现常常混合存在而缺乏特异性,NTM 肺病的诊断还需要结合临床表现、病原学检查等综合判断。

 29. 胸部 CT 可以区分肺结核和 NTM 肺病吗?

肺结核是由结核分枝杆菌感染肺部引发的慢性呼吸系统疾病。NTM 肺病是 NTM 感染引起的肺部疾病。NTM 肺病与肺结核临床表现相似,但治疗方法差异大,早诊断、早治疗意义重大。胸部 CT 影像对于肺部感染性疾病具有较高的诊断价值,在我国结核病防控史上曾发挥非常重要的作用。NTM 肺病发病机制有其特殊性,利用胸部 CT 影像鉴别肺结核与 NTM 肺病是有循证依据、有重要参考价值的,的确有助于肺结核与 NTM 肺病的及时诊治,但是由于两者常常在影像学表现上有交叉,单凭胸部 CT 影像尚不足以完全区分肺结核和 NTM 肺病。

谢智恩等对比分析了 2015 年至 2019 年广州市胸科医院收治的活动性肺结核、耐药性肺结核、NTM 肺病各 98 例的胸部 CT 影像资料,发现 NTM 肺病组结节-支气管扩张多见,结节-肿块型少见。NTM 肺病组薄壁空洞、支气管扩张以及小叶中心性结节增多;而厚壁空洞、肺实变、肺不张、肺毁损、肺体积缩小、肺内钙化、肺门纵隔淋巴结钙化、胸膜增厚、胸腔积液检出率低。这对于鉴别诊断有一定帮助。李朝俊等分析了辽宁省本溪市中医院 2019 年至 2020 年收治的 NTM 肺病 41 例,与同期收治的耐药结核病 38 例影像资料对比分析发现 NTM 肺病组更多表现为薄壁空洞,左舌叶、右中叶比例高,而结核病影像表现与谢智恩描述相似。此外,余庭山等也报道了 NTM 肺病与肺结核影像学表现差异,尤其强调 NTM 肺病特点呈小叶中心性结节、支气管扩张及胸膜下薄壁空洞特征性改变,需要引起重视。

由于具有以上肺结核、NTM 肺病类似影像学表现的还有其他疾病,如肺努卡菌肺炎、不典型肺泡癌等,最终确诊仍然需要组织病理及病原学检查。

30. 气管镜灌洗液送检 NGS 检测到多种菌怎么办?

NGS 就是高通量测序技术,是目前比较新的一种检测病原微生物的分子检测方法,由于这种检测方法的敏感性很高,近年来帮助感染科医生解决了很多疾病诊断上的难题。我们发现,在进行气管镜检查、支气管肺泡灌

Mycobacterium intracellulare

GGCCGTGAGGCATTCGGGGGGTACTCGA
GTGGCGAACGGGTGAGTAACACGTGGG
CAATCTGCCCTGCACTTCGGGATAAGCC

洗,把得到的气管镜灌洗液送检 NGS 后,通常会检测到很多微生物。不过不要紧张,这些微生物的存在并不一定代表它们都会导致相关的疾病。事实上,我们的呼吸道内存在着很多种微生物,它们一直与我们共生共存,这甚至已经成为一个比较有趣的研究方向,又被称为"呼吸道菌群"方向,研究的对象就是存在于人类呼吸道(包括鼻腔、喉咙、气管和肺部)内的微生物群落,主要包括细菌、真菌和其他微生物等。这些微生物在人类的呼吸道内形成了一个自己的生态系统,影响着我们人类呼吸道的健康和免疫系统功能。

呼吸道菌群对维持我们呼吸道的平衡和免疫系统的正常功能非常重要。正常情况下,呼吸道菌群中的微生物种类和数量是相对稳定的,它们存在于人类呼吸道中又不会引发宿主疾病的这种行为,也被称作"定植"。既然它们通常不致病,这些定植的微生物有时又被称为"正常微生物群落",可以帮助我们抵御会导致疾病的病原体的侵入。那么,我们健康人的呼吸道一般都存在哪些微

生物呢？主要包括链球菌属、嗜血杆菌属、葡萄球菌属、念珠菌属、其他的牙源性的厌氧菌属(如普氏菌属)等。但也并不是说,在呼吸道内定植的病原微生物就永远不会引起感染、导致疾病,由于不同个体的免疫系统、环境暴露、遗传因素等都可以影响其呼吸道内病原体的定植情况,因此微生物定植的程度和种类也是因人而异的。可能会导致我们呼吸道菌群失衡的因素主要包括抗菌药物的使用、基础疾病、免疫抑制剂的应用、个体的遗传特点等。

因此,在肺泡灌洗液中检测到的细菌等微生物并不一定就是致病病原体,检测到的病原体是否致病,还需要专业的临床医生结合患者的临床实际情况进行评估,综合所有检查结果再做出判断。具体来讲,在解读 NGS 检测报告时,专业的医生不仅会根据检测到的微生物病原体进行判断,还会根据患者的其他相关信息进行综合研判,比如详细的病史信息、症状、既往史、药物应用史、免疫抑制等相关因素,以及患者入院后进行的其他化验或者影像学检查结果等。所以,在气管镜灌洗液送检 NGS 检测、得到相关病原微生物检测结果后,务必咨询相关医疗专业人士以获取适当的医疗建议和治疗,而不要自行诊断或治疗相关疾病。

31. 为什么医生说要做菌型(菌种)鉴定?

常说的分枝杆菌主要包括结核分枝杆菌复合群、麻风分枝杆菌、非结核分枝杆菌(NTM)。NTM 广泛存在于各种自然环境中,目前共发现 200 余种。首先,由于 NTM 肺病的临床症状、X 线表现与肺结核相似,当检测到分枝杆菌时,如果不进一步做菌型鉴定,容易导致临床误诊、误治,影响患者的预后和生存质量。再者,不同致病菌种导致的 NTM 肺病对现在常用的抗结核药物的耐药性不同,需要针对 NTM 的不同菌种和其具体的耐药特性制订相应的治疗方案。再加上,不同分枝杆菌菌型的致病性并不相同,大多数 NTM 并不致病,检测到的 NTM 是否为致病菌、是否需要治疗,都需要有经验的专业医生具体甄别;并且经过治疗,不同菌型 NTM 肺病的预后差异也较大。因此,分枝杆菌菌型鉴定对于 NTM 肺病的诊疗及预后具有重要意义。

目前,常用的 NTM 菌型鉴定方法有 3 种。对痰标本进行分枝杆菌培养获得的阳性菌株进行菌种鉴定是第一种方法,也仍然是实验室鉴定 NTM 的金标准。采用的培养基分固体培养基和液体培养基。液体培养基的敏感度高于固体培养基,并且培养时间短。两种方法同时检测 NTM 的敏感性提高 15%。第二种鉴定方法是免疫胶体金技术,是以胶体金作为示踪标志物的一种新型免疫标记技术。该方法只能初步鉴定,不能进行菌种鉴定。第三种方法是分子鉴定。在过去 20 年,分子学方法已经逐渐替代了传统的生化方法和高效液相色谱技术,常用的方法为线性探针杂交、限制性核酸片段长度多态性聚合酶链反应即实时荧光定量 PCR 及 DNA/RNA 测序等。

32. 痰液培养结果阴性怎么办?

NTM 病的诊断常具有挑战性,诊断方法也因感染部位而异,需要结合临床表现、影像学和分枝杆菌培养或组织病理等各项检查结果,进行综合判断。NTM 是一组存在于环境中(尤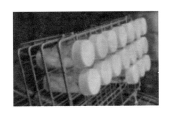其是水和土壤)、不同于结核分枝杆菌、能导致人体多个部位感染的病原体。通常来说,分枝杆菌培养阳性是诊断分枝杆菌病的金标准。大多数 NTM 菌种需要 2～3 周生长,少部分快生长菌如脓肿分枝杆菌复合群、龟分枝杆菌、偶发分枝杆菌、产黏液分枝杆菌等在 7 天之内能培养出来，还有一些苛养菌如嗜血分枝杆菌、日内瓦分枝杆菌、鸟分枝杆菌副结核杆菌亚种以及溃疡分枝杆菌则需要特别的培养基才能生长。患者可用于分离病原体的标本常常包括痰液/支气管肺泡灌洗液（bronchoalveolar lavage fluid, BALF）、血液、骨髓、尿液、粪便、淋巴结或其他组织。来自无菌部位的标本（如血液、淋巴结、骨髓等）分离到 NTM 意味着致病菌，而痰液/BALF 等呼吸道标本分离到 NTM 则要排除污染或定植的可能。对于 NTM 肺病来说，诊断主要依赖于痰检或者来自更深部的 BALF。

痰液分枝杆菌培养阴性、但临床高度怀疑 NTM 肺病时，可考虑在 CT 引导下行支气管肺泡灌洗，留取 BALF 进行检验。两份独立的痰标本或者 1 份 BALF 标本对于诊断来说是必需的。为了明确诊断，非同一天采集的多份标本常常也是必需的。或者，更换接种的培养基、使用不同温度和延长培养时间也可提高培养的阳性率。固体培养基和液体培养基均可用于培养 NTM，两者联合使用的阳性率更高。

痰液分枝杆菌培养阴性时，分子检测方法可能提供重要信息。鉴别菌种的方法包括质谱、PCR、DNA 探针、侧流免疫层析、16S 桑格测序法等。甚至在获得培养之前，我们就可以使用一些基于 PCR 的快速方法来明确 NTM 感染和鉴别 MTB 感染。由于环境中存在 NTM，分离标本时需要小心，明确诊断时也需要有相应的临床症状和影像学表现支持。近年来，宏基因组二代测序（metagenomic next-generation sequencing, mNGS）的出现也大大提高了 NTM 的诊断率。因此，在怀疑 NTM 肺病，但痰培养阴性的患者中，还可以考虑进行以上的分子生物学检测来明确诊断。

33. 为什么医生说还要做药敏试验?

早期 NTM 菌种鉴定和药敏试验结果对于 NTM 肺病的精准治疗至关重要。NTM 肺病的致病菌种主要有快速生长与缓慢生长型两大类,不同 NTM 菌种或相同菌种不同菌株对常用抗结核药物及其他抗生素的敏感性也不同,故仅针对 NTM 菌种进行治疗仍然不够精准,仍然需要进一步做药敏试验指导治疗方案的制订与实施。对广州市胸科医院的 106 株 NTM 临床分离株传代成功 103 例,经多靶位基因 PCR 扩增鉴定显示前三位的 NTM 菌种依次为脓肿分枝杆菌(34.0%)、胞内分枝杆菌(25.2%)和马赛分枝杆菌(20.4%)。其中 98 株 NTM 菌株对 18 种抗生素进行药敏试验,结果显示 NTM 分离敏感率分别为:阿米卡星 93.9%、克拉霉素 91.8%、阿奇霉素 71.4%,居前三。而对利福平、左氧氟沙星、亚胺培南的耐药率最高,分别为 89.8%、83.7% 和 77.6%,需要引起高度关注,正确进行临床治疗的药物选择。

脓肿分枝杆菌是最常见的快速生长型 NTM,也是常见 NTM 菌种之一,主要引起皮肤、软组织及肺部感染,对绝大多数的常用抗结核药物及大部分抗生素都具有耐药性,导致临床治疗时选择困难、难以组成有效的治疗方案。

鸟分枝杆菌复合群(MAC)是 NTM 最常见的菌群之一,包含十余种亚群,以鸟分枝杆菌和胞内分枝杆菌最为常见。随着基因测序技术的发展,越来越多的 MAC 新亚种被鉴定分离,这些亚种间的基因组相似,但毒力、致病性、药物敏感性等表型特征均存在差异。深圳市第三人民医院分离的 97 株 NTM 初步鉴定为胞内分枝杆菌,鉴定亚种为胞内分枝杆菌占 63.72%(62/97);其次是奇美拉分枝杆菌占 18.56%(18/97)和副胞内分枝杆菌占 17.53%(17/97)。药敏试验发现克拉霉素对胞内分枝杆菌整体具有较好的抗菌活性,耐药率最低(9.28%),3 个亚种间的耐药差异明显,其中奇美拉分枝杆菌耐药率明显高于胞内分枝杆菌。其次,阿米卡星和利福布汀耐药率分别为 11.34% 和 15.46%。各亚种间对乙胺丁醇、利福平、链霉素、利奈唑胺、莫西沙星耐药率的差异无统计学意义。因此,药敏试验对胞内分枝杆菌肺病治疗药物的选择,具有重要指导意义。

34. 分子药敏是什么意思?

NTM 和其他细菌一样,可以通过基因突变的方式对抗生素产生耐药,来达到逃避被药物杀灭的目的。分子药敏是一种基于 DNA 序列分析的方法,通过对一些已知与 NTM 耐药相关的基因进行检测,来判断 NTM 是否耐药的一种方法。目前主要针对 *16sRNA*、*23sRNA*、*rpoB*、*rrl* 等基因进行检测,这种方法具有较高的准确性和灵敏性,但也存在一些局限性,比如只能检测已知的耐药相关基因突变,而不能反映其他影响耐药性的因素。常用的分子药敏方法有一代测序法、核酸质谱法和全基因测序等方法。

目前,针对几种常见的 NTM 的分子药敏研究认为,基因突变与耐药呈密切相关。其中,*16sRNA* 1408、1409 或 1411 位点突变导致脓肿分枝杆菌、龟分枝杆菌、胞内分枝杆菌对阿米卡星耐药;综合 *erm* 和 *rrl* 基因预测克拉霉素耐药性的敏感性为 95%,特异性为 66%。胞内分枝杆菌的 *23sRNA* 2058、2059 位点突变导致胞内分枝杆菌对克拉霉素耐药。

35. 同时查到 NTM 和结核分枝杆菌怎么办?

非结核分枝杆菌(NTM)泛指除结核分枝杆菌复合群(MTB)

和麻风分枝杆菌以外的分枝杆菌。NTM 和 MTB 同属分枝杆菌菌群，菌体成分和抗原有共同性，但 NTM 的毒力较 MTB 弱，二者感染人体时均以肺部病变多发，分别称之为

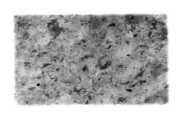

NTM 肺病和肺结核。NTM 肺病和肺结核在临床症状、体征及影像学表现方面有很大相似性，通过痰抗酸染色无法鉴别，必须进行菌种鉴定，而传统的痰培养及菌种鉴定方法需要 6～8 周的时间。因此，区分 NTM 肺病和肺结核仍然很困难。在临床上我们还常常碰到一些患者的痰分枝杆菌培养结果一会儿是结核分枝杆菌生长，一会儿是非结核分枝杆菌生长；或者是分子检测同时查到 NTM 和结核分枝杆菌。遇到这种情况，我们应该如何判断是 NTM 肺病还是肺结核呢？又该如何治疗呢？

（1）结合患者的病史、临床症状、其他实验室检测结果和胸部影像学特点来综合判断诊断。肺结核的典型临床症状是慢性咳嗽、咳痰、咯血、发热、盗汗、体重减轻、食欲下降，而 NTM 肺病的上述毒性症状较轻。肺结核胸部影像学检查病症好发于双肺上叶尖后段、下叶背段，常见病变是斑点斑片状实变影、树芽征、厚壁空洞，可有胸膜受累、胸腔积液、纵隔淋巴结肿大和肺部钙化灶。而 NTM 肺病好发于上叶尖段和前段、右肺中叶、左肺上叶舌段，以多灶性支气管扩张、薄壁空洞及多发性小结节病为主，典型影像学表现为小叶中心结节影与支气管扩张影混合存在，胸膜肥厚粘连、纵隔淋巴结肿大少见。

（2）根据微生物学检测结果的不同特点来鉴别。肺结核的诊断需符合以下条件之一：分枝杆菌培养阳性，菌种鉴定为结核分枝杆菌；结核分枝杆菌核酸检测阳性，例如 Xpert 阳性；肺组织病理学检查结核分枝杆菌阳性。NTM 肺病的诊断需符合以下条件之一：2 次痰培养阳性并鉴定为同一致病菌；1 次支气管冲洗液或支

气管肺泡灌洗液 NTM 培养阳性;经支气管镜或其他肺活组织检查发现分枝杆菌组织病理学特征性改变,且 NTM 培养阳性。因为 NTM 广泛存在于环境中,呼吸道标本分离的 NTM 要首先排除标本污染或呼吸道定植的可能。若患者的痰涂片分枝杆菌阳性、结核分枝杆菌分子检测阴性,或痰培养结果为分枝杆菌阳性、痰涂片结果为阴性时,NTM 肺病可能性更大。

（3）患者可能同时存在结核分枝杆菌和 NTM 感染:NTM 为条件致病菌,当患者的呼吸系统有病变时 NTM 会寄生于呼吸道,进而导致肺组织病变,其好发于免疫力低下时期,高危人群为肺结核、支气管扩张和阻塞性肺疾病患者。二者混合感染的患者常见先感染 MTB,而后感染 NTM。肺结核一般需要即刻启动治疗,NTM 肺病则需要医生综合评估后再决定是否启动治疗。若患者的痰培养 MTB 和 NTM 均有 2 次以上阳性时,需要考虑为肺结核合并 NTM 肺病,优先治疗肺结核。

36. PPD 试验阳性能排除 NTM 病吗?

我们首先要了解什么是 PPD,临床上我们常说的 PPD 是指结核菌素纯蛋白衍生物（purified protein derivative tuberculin, PPD）,在 1932 年由 Seibert 和 Munday 两位科学家通过三氯乙酸和硫酸铵先后沉淀、提纯结核杆菌培养滤液分离出的蛋白质,该蛋白质具有结核菌素的抗原性但不致病。临床上经常进行的 PPD 试验,又叫结核菌素试验（tuberculin skin test, TST）,是指在皮内注射结核菌素,并根据注射部位的皮肤状况诊断结核杆菌感染所致 Ⅳ 型超敏反应。为什么皮内注射结核菌素后会发生 Ⅳ 型超敏反应? 那是因为人类机体在感染结核分枝杆菌后会大量分化、增殖致敏的 T 淋巴细胞,这群细胞亚群在人体内持续表达。当机体再次遇到结核分枝杆菌或结核菌素时,致敏的 T 淋巴细胞就会与之结合,引起变态反应性炎症,导致血管通透性增加,巨噬细胞在局部聚集和浸润。Ⅳ型超敏反应又叫迟发型变态反应,它的发生表明机体曾经受到过结核分枝杆菌感染,并且对结核分枝杆菌已经拥有一定的免疫力。那么如何判断 PPD 试验结果阳性呢? 在患者手臂前内侧皮内注射一定剂量的结核菌素后,经过 48~72 小时,在注射部位出现红晕,局部形成硬结,甚至出现水疱、坏死,当硬结平均直径≥5 mm 时判断为阳性。

仅凭 PPD 试验结果阳性不能确诊结核病,也不能排除 NTM 病。临床上 PPD 试验阳性可代表以下 5 种情况:①既往感染过结核分枝杆菌但未致病(潜伏结核感染状态);②既往患过结核,已完成治疗;③目前正处于结核感染致病状态;④非结核分枝杆菌感染;⑤接种过卡介苗。其他都好理解,但是为什么 NTM 感染和卡介苗接种也会导致 PPD 试验结果阳性呢? 首先,NTM 与结核分枝杆菌复合群和麻风分枝杆菌一样都是分枝杆菌,它与结核分枝杆菌同属于分枝杆菌属,两者在菌体成分及抗原上具有共同性,发生 NTM 感染时也可以诱发迟发型变态反应。其次,PPD 虽然是结核菌素纯蛋白衍生物,但它确实含有结核分枝杆菌、卡介苗和部分 NTM 的共同抗原成分。因此,感染了 NTM 的患者与既往接受过卡介苗接种的人群在进行 PPD 试验时,也可能产生交叉反应,出现 PPD 试验阳性。此外,还有一部分 NTM 病的患者既往曾经发生过结核分枝杆菌感染,或者正在发生的是二者共病或混合感染,也可以出现 PPD 阳性结果。

37. IGRA(T‑SPOT.TB)阳性能排除 NTM 病吗?

γ 干扰素释放试验(interferon gamma release assays, IGRA)

是一种帮助诊断结核病的新方法,目前已经广泛应用于临床,主要通过检测患者外周血中结核分枝杆菌感染后机体的免疫反应来实现。IGRA 的检测原理是:在再次受到结核分枝杆菌特有的 DNA 片段所编码的 EAST-6 和 CFP-10 刺激后,T 淋巴细胞会分泌 γ 干扰素,因为其与卡介苗等无交叉反应,因此具有较高的灵敏度和特异性。由于 IGRA 检测可以发现还没有出现临床症状的一部分肺结核患者、结核潜伏感染者、肺外结核患者等,对结核病的早诊断、早治疗具有积极的意义。

T 细胞免疫斑点试验(T-SPOT)是 IGRA 检测方法的其中一种,是利用结核分枝杆菌感染者外周血单个核细胞中存在结核特异性效应 T 淋巴细胞而设计的。根据国内的一项研究,在确诊结核病的患者中,T-SPOT 阳性率为 92.58%(212/229);而在确诊 NTM 病的患者中,T-SPOT 阳性率为 48.39%(45/93)。另一项研究发现,T-SPOT 在肺结核患者中的阳性率为 88.51%,在 NTM 肺病患者中的阳性率为 22.86%。说明 NTM 病患者中存在较低比例的 T-SPOT 阳性,需要引起重视。少部分 NTM 菌种感染导致 NTM 肺病时,也可以出现 IGRA 阳性,故 IGRA 阳性不能完全排除 NTM 病。

在 NTM 病患者中出现 IGRA 阳性的原因可能为:①当致病的 NTM 菌种为堪萨斯分枝杆菌、海分枝杆菌、苏尔家分枝杆菌和戈登分枝杆菌时,可能会出现较弱的阳性反应,说明这些 NTM 与结核分枝杆菌存在一定的交叉免疫反应。②很多 NTM 肺病患者体内有既往残存的结核特异性效应 T 细胞,但其在体内存活期短,一般在病原菌被消灭后可以转阴。③患者存在结核分枝杆菌和 NTM 混合感染。

38. 当前 NTM 的相关研究、临床试验情况如何？

随着分子生物学的发展，不断有新的 NTM 菌种被发现，有亲缘关系密切的菌种被鉴定出来，使得 NTM 菌种分类更加细化和完善。随着当前基因分型技术的不断完善，还将继续发现新的 NTM 菌种及亚种。根据已经掌握的 NTM 的致病特点，大多数 NTM 对常用的抗分枝杆菌药物耐药，所以治疗前的分枝杆菌菌种鉴定和药敏试验结果十分重要。但是体外的药敏试验结果与临床疗效也并非完全相同。对于已经明确的相关性，例如大环内酯类和阿米卡星耐药与鸟分枝杆菌复合群病和脓肿分枝杆菌病疗效的相关性、利福平耐药与堪萨斯分枝杆菌病疗效的相关性，在制订抗 NTM 的治疗方案时，根据这些药物的药敏试验结果选用药物。

总体来讲，目前的抗 NTM 治疗存在着有效药物少、疗效不确定和疗程不确切等难点，已经引起了世界范围内相关专科医生的关注。为了突破以上瓶颈，关于 NTM 的各项研究尤为重要，目前世界各国都在进行有关 NTM 的临床研究及临床试验。已知我国当前已经注册且正在进行的研究主要有以下几项。

（1）北京大学人民医院的高占成教授为了探索结核和 NTM 感染患者细胞的免疫状态的分子机制研究。拟通过结核分枝杆菌（MTB）和 NTM 感染宿主淋巴细胞亚群的分析、免疫细胞表面蛋白分析、细胞因子检测，TCR、BCR 和代谢的分析，从细胞、基因、蛋白多个层面揭示 MTB 感染和 NTM 感染之间细胞免疫的机制及区别，同时探索区分不同病原的分子标志物（注册号：ChiCTR2300071374）。

（2）上海市肺科医院的孙勤主任探索 NTM 特异性抗原肽芯片的诊断价值的临床研究。拟基于 NTM 肺病患者肺组织的 MHC 呈递抗原肽的芯片对于 NTM 肺病的诊断价值和临床应用价值，建立 NTM 病的新型免疫学诊断方法，最终应用于临床（注册号：ChiCTR2000032466）。

（3）上海市肺科医院的顾瑾主任探索 NTM 鉴定及耐药性快速检测的临床研究。采用飞行时间质谱 MassArray 技术进行 NTM 菌种鉴定和药敏检验，与实验室常规的菌种鉴定和药敏试验方法对比，验证飞行时间质谱 MassArray 的灵敏度、特异度、阳性预测值、阴性预测值，分析 MassArray 和其他方法的检测结果之间的等效性和差异（注册号：ChiCTR2100050109）。

（4）复旦大学附属中山医院的缪青主任探索 NTM 感染患者基因表型与临床特征及预后的关系的研究。拟通过建立前瞻性队列及样本库，采集患者临床数据及生物学信息，进行关联分析（phenogenomic analysis），一方面，辨识出疾病进展人群、治疗中获益人群、预后较差人群；另一方面，寻找最相关的免疫及炎症靶点，为后期深入机制研究提供线索（注册号：ChiCTR2200066204）。

治 疗

39. NTM 肺病可以自愈吗?

大多数 NTM 肺病难以自愈,治愈需要使用抗生素杀灭 NTM 来实现。目前,仅有少数的病例报道称轻型的 NTM 肺病(结节型)存在自愈可能。针对合并支气管扩张的 NTM 肺病患者的气道廓清、促进排痰的治疗,有可能促进痰菌的阴转;而患者自发的痰菌阴转,在一些观察性的研究中偶有报道。

一项针对非空洞的结节性支气管扩张合并脓肿分枝杆菌肺病和胞内分枝杆菌肺病的 10 年观察性研究表明,在未接受抗生素治疗的 NTM 肺病患者中,有 34% 的患者发生了痰菌的自发阴转;但在这些发生了痰菌自发阴转的患者中,又有 17% 的患者在痰菌阴转后再次发生与第一次菌种不同的其他 NTM 感染。

另一项研究是针对 93 例脓肿分枝杆菌肺病患者,这些患者的痰菌检测持续阳性>6 个月,并且在被确诊后 2 年内未接受过针对 NTM 的抗生素治疗。研究发现,从确诊到 3.7 年(中位数)的随访中,有 25.8% 的患者发生了自发的痰菌阴转,痰菌阴转时间在脓肿亚种和马塞亚种之间进行比较,无明显统计学差异。合并恶性疾病和 NTM 累及较少的肺叶,是自发性痰菌阴转的独立预测因素。而在这些痰菌自发阴转的患者中,又有 27.8% 的患者在其后 18.2 个月(中位数)的随访中出现了痰菌复阳。

40. 怎么判断是否需要启动抗 NTM 治疗？

判断 NTM 肺病是否需要治疗，需要综合考虑以下几个方面。

（1）根据患者是否存在免疫缺陷或其他合并症来综合判断。NTM 肺病的患者可以分为三大类：第一类为免疫功能正常的患者，此类患者既往身体健康且无慢性肺部基础性疾病；第二类亦为免疫功能正常的患者但是有基础肺病，比如支气管扩张、慢性阻塞性肺疾病、慢性肺曲霉病、慢性间质性肺病、陈旧性肺结核等；第三类为免疫受损的患者，包括 HIV 感染者或长期使用糖皮质激素、免疫抑制剂、肿瘤坏死因子拮抗剂进行治疗的风湿免疫疾病患者、慢性肾病患者、肿瘤化疗者。其中，免疫功能正常的第一类患者，需要进一步评估感染 NTM 的类型、临床表现及肺部损害的情况来决定是否启动治疗；第二类患者往往并不需要立即开展治疗，但需要临床动态观察、密切随访基础肺病的情况，及时发现需要启动治疗的状况，如判断为 NTM 感染导致的原有疾病的进展或难以控制；第三类患者，由于免疫功能低下，病程可能很快进展造成肺结构进行性破坏、全身播散，甚至导致患者死亡，往往需要立即启动治疗。

（2）根据患者的临床表现结合患者的免疫状态进行全面评估。对于症状较轻微的患者，如果胸部影像学表现为局限性病灶，并且经过动态随访，肺部病灶的变化不明显，且其药敏试验结果为广泛高度耐药的第一类及第二类患者，可给予随访。对于临床症状明显的患者，如果判断目前的可选药物难以取得理想疗效，或者是耐受性较差的高龄 NTM 肺病患者，也可以选择先不给予抗分枝杆菌治疗，特别是第二类免疫功能正常但是有基础肺病的患者，建议先针对其原发病进行积极治疗，密切随访观察 3 个月至 1 年后再动态评估是否启动抗 NTM 治疗。还有一些患者，其已经表现出明显的咳嗽、咳痰、咯血、发热、消瘦、乏力等症状,并且影响到了自己的生活质量和工作能力,或者有合并肺外播散的病理学或细菌学依据,这些患者也需要启动治疗。对于免疫功能低下的第三类患者,即使临床症状不明显,往往也需要尽快启动治疗。

(3)根据患者胸部影像学改变来判断:存在肺部结构破坏,如空洞、支气管扩张等多种异常改变,并且有病变进展或恶化趋势的患者,往往也需要启动治疗。

(4)根据患者的微生物学检测结果判断:对于多次或持续的呼吸道 NTM 培养阳性,同时进行了菌种鉴定、表型及分子药敏试验,则需要结合该患者的临床表现和影像学特征,在综合考虑后参考药敏情况开展相应的抗分枝杆菌治疗。

41. 如果不治疗会有什么严重后果?

对于明确诊断为 NTM 肺病且临床通过综合判断认为需要进行抗分枝杆菌治疗的患者,如果不治疗,可能会有以下严重后果。

(1)病情加重。经专业的临床医生评估后认为需要进行抗分枝杆菌治疗的患者,如果不治疗,可能导致更加严重的肺部结构损伤,影响肺部功能和通气效率。中国台湾的一项单中心研究表明,发生肺实变和肺部空洞的 NTM 肺病患者,存在更多的不良结局。

(2)症状恶化。患者出现反复咳嗽、咳痰、咯血、胸痛、呼吸困难、发热、消瘦、乏力等症状,以致影响其生活质量和工作能力。

(3)并发感染。由于 NTM 感染会降低机体的免疫力,使患者肺部更容易受到其他细菌或真菌等病原体的侵袭,引起肺脓肿、肺炎、慢性肺曲霉病等其他感染性肺病。

(4)感染转移。NTM 有可能通过血液或淋巴循环从肺部转移到其他器官,如皮肤、骨骼、关节、淋巴结等,造成全身播散性感染。这种情况在免疫缺陷人群中更为常见。

（5）死亡风险增加。有一些研究表明，NTM 肺病患者的死亡率高于一般人群，尤其是合并有基础疾病的患者。

42. 怎么判断治疗是否有效？

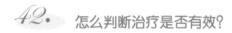

NTM 肺病的疗效判断需要根据患者的临床症状是否改善、影像学上肺部病灶是否吸收好转和细菌学阴转情况等综合判断。

（1）需要看患者症状的缓解情况。NTM 肺病患者最常见的症状和肺结核类似，比如常常有咳嗽、咳痰、咯血或痰中带血、胸痛及呼吸困难等，全身症状有发热、疲乏无力、消瘦、盗汗等。经抗NTM 药物治疗后，患者咳嗽、咳痰好转，无发热，不再咯血等，都是治疗有效的表现。

（2）需要结合患者胸部 X 线检查或 CT 检查结果观察患者肺部病变是否好转。胸部 X 线片是肺部最基本的影像学检查手段，可以观察肺内是否有病变，但对判断肺内病变存在局限性（例如，心脏后病灶并不一定能完全显示出来），对于肺内病变不典型或有疑问者，需要做胸部 CT 进一步了解病灶的性质、范围及与周围组织的关系。胸部 X 线和 CT 检查可用于评估肺部病灶的严重程度和分布情况。对 NTM 肺病的影像学检查推荐做胸部 CT，常表现为支气管扩张、纤维化病灶和结节状病灶、薄壁空洞等。经过治疗后，肺部病灶较前有吸收好转、密度变淡、范围缩小、空洞缩小或闭合，都说明治疗是有效的。

（3）需要检查痰液，看痰液中是否还有 NTM，并作为判断抗NTM 治疗是否有效的重要标准。常用的方法有痰涂片检查和痰培养。痰涂片检查操作简单、易于观察、效率高，所需时间短，但不能区分活菌和死菌，且不能区分结核分枝杆菌和 NTM。在已经确诊为 NTM 肺病时,患者的痰液涂片分枝杆菌是否阴转可以初步判断抗 NTM 治疗有效与否。留取痰液做分枝杆菌培养,如果原来是阳性的,经过治疗后转为阴性则说明治疗有效。细菌学治疗结局主要包括以下几种情况:①细菌学阴转,即患者每个月留痰做痰液分枝杆菌培养,连续 3 个月痰液 NTM 培养都是阴性,称为细菌学阴转,说明治疗有效;如果每个月都是阳性,则说明治疗效果不好;阴转时间以第一次痰液培养阴性的时间为准。如果患者无痰,可建议做气管镜检查,将支气管冲洗液或灌洗液做分枝杆菌培养,培养阴性也证明抗 NTM 治疗有效。②细菌学复发,患者在开始进行抗 NTM 治疗后每个月留痰做痰液分枝杆菌培养,在每次的培养结果都是阴性后,再次出现 2 次痰液培养都是 NTM 阳性的,则说明治疗效果不好或者治疗失败,称为细菌学复发,可能需要调整治疗方案。③难治性病例,患者的 NTM 肺病治疗效果较差,在经过较长时间治疗(例如,治疗 12 个月)后,如果复查痰液分枝杆菌培养仍然是 NTM 阳性,这部分患者就被称为肺难治性病例。

43. NTM 肺病治疗的费用贵吗?

NTM 治疗费用与分枝杆菌感染类型及疾病严重程度有关,没有办法一概而论。对于利福平敏感的堪萨斯分枝杆菌肺病患者,基础方案为异烟肼、利福平、乙胺丁醇,疗程至少 1 年,费用较低,每个月 100 元左右;但如果是难治性 NTM,需要用到氯法齐明、贝达喹啉、奥马环素等新药,价格则偏贵。因为我国没有 NTM 病治疗费用相关的统计,可以参考一下国外的相关数据。

德国对 2010—2011 年 NTM 肺病患者的调查发现,平均每个 NTM 肺病患者的直接支出为 39 559.60 欧元,NTM 肺病组患者的年度直接成本与间接工作损失成本共为 9 093.20 欧元,而对照组为1 221. 05 欧元。美国一家中心对 2004—2005 年期间 27 名肺部 NTM 受试者进行的一项小型队列研究发现,鸟分枝杆菌复合群感染者每年的抗生素治疗费用为 5 196 美元,脓肿分枝杆菌感染者每年的抗生素治疗费用为 11 796 美元。由此可见,脓肿分枝杆菌感染的治疗费用要高于鸟分枝杆菌复合群感染的治疗费用。美国 2001—2012 年 NTM 肺病相关住院总费用为 903 767 292 美元(出院人次为 20 049,住院均次为 45 077. 9 美元),加拿大的 NTM 肺病患者门诊费用为每年 5 000 美元,其中 70% 为抗生素。不同的国家物价水平、医疗政策不同,只能作为参考,但从这些数据中不难看出,不同的分枝杆菌感染治疗费用是不同的,住院费用高于门诊费用。NTM 肺病患者的住院风险要相对高一些,而潜在的合并症也会增加医疗费用。对美国医疗保险索赔的分析结果表明,与单独患有慢性阻塞性肺疾病(COPD)和支气管扩张的患者相比,同时患有 COPD 和 NTM 肺病的患者以及同时患有支气管扩张和 NTM 肺病的患者因住院和急诊就诊而产生的疾病负担明显更高。

同时,在 NTM 病治疗过程中需定期复查各项血检、影像学检查,合并症的治疗(如,COPD、支气管扩张等)以及并发症的治疗(如,咯血需介入治疗甚至手术治疗),药物不良反应的处理(胃肠道反应、过敏、骨髓抑制等),也会增加 NTM 病的治疗费用。

因此,综合来看,NTM 病治疗费用是因人而异的,但患者的医疗保险可以覆盖一部分费用,有些商业保险也可以覆盖一部分费用,从而部分减轻患者的经济负担(医疗保险具体事项需咨询相应的保险公司)。

 44. 治疗就是"吃药"吗?

治疗,通常是指使用各种方法来消除身体出现的不舒服的症

状或相应组织器官的病变。根
据不同的病情,治疗可以是药物
治疗,也可以是采用其他方法
(例如:手术、物理治疗等)。而
口服药物,也就是俗称的"吃
药",也只是药物治疗的其中一
种用药方式。因此,NTM 病的

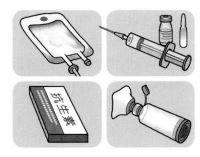

治疗也不仅仅局限于"吃药",而是需要根据患者的病情和可提供
的治疗手段进行综合性的选择。例如,颈部淋巴结 NTM 病有时
需要药物治疗加外科手术治疗;皮肤 NTM 病则可能需要增加采
用物理疗法或自然疗法等治疗。已知大多数 NTM 对常用的抗分
枝杆菌药物有不同程度的耐药,临床治疗效果不是很确切,再加上
治疗药物用药途径、所需费用的差别和治疗药物可能引起的药物
不良反应,如何治疗,一定要专业的医生综合分析评估后决定。

　　NTM 的药物治疗,根据药物进入人体的方式(用药途径)不
同,可以分为输液治疗(静脉通路)、吃药治疗(口服进入消化道)、
肌内注射、局部用药等。输液,是指通过静脉穿刺使药物直接进入
人体的血管脉络(血液循环)将药物继而运输到人体内的病灶部位
去发挥作用。吃药,则是通过口服药物使其先进入胃肠道,经由胃
肠黏膜吸收之后再进入人体的血液循环及其他组织器官,从而发
挥药物的作用。口服的药品进入全身血液循环以前,通常会先受
到胃肠道中消化液及黏膜、肝脏里酶的破坏,使药物的药量减少,
甚至有些药物会被破坏一大半以上,被称为"首过效应"。该效应
使药物的疗效大打折扣。有些药物的"首过效应"会严重到口服后
几乎全军覆没,只能采取静脉注射等其他方式。许多口服药物可
能引起胃部不适,虽然有时静脉给药亦可引起恶心、呕吐、食欲减
退等消化道症状,但口服药物的胃肠道反应更严重。一般来说,采
用静脉输液的方式,药物起效更快,效果也会比口服药物更好;肌

内注射则仅次于静脉输液。还有的药物只有注射制剂,并无口服制剂替代。临床上通常在疾病不是非常严重的时候采取口服药物治疗,如果病情比较严重,往往就需要去医院进行输液治疗,有的药物也可以选择肌内注射(例如,阿米卡星)。局部用药在 NTM 肺病的治疗中亦有重要作用。例如,雾化吸入,作为常用的局部治疗手段之一,就具有起效快、局部药物浓度高以及全身副作用小的优点。有皮肤破溃、脓肿时的局部用药治疗,也是非常有效的治疗手段。

NTM 的药物治疗通常分为 2 个阶段:初始阶段,使用较多量的药物(通常包括静脉注射抗生素),然后是维持阶段,使用较少药物,并在可能的情况下采用全口服方案。不过,有的药物只有针剂,没有口服制剂,只能采取静脉滴注或肌注或雾化吸入的方式使用(例如,阿米卡星)。

在其他治疗手段方面,我们必须谨慎对 NTM 肺病患者采用外科手术治疗。当前外科手术治疗主要的适应证是经合理药物治疗后气胸不能闭合和大咯血的患者。咯血是 NTM 肺病的常见并发症状,对支气管动脉破坏造成的大咯血,可采用支气管动脉介入栓塞的治疗办法。

45. 医生是根据什么制订治疗方案的?

NTM 病分肺内病变和肺外病变(如皮肤/软组织、肌肉骨骼和淋巴结炎),不同部位、不同菌种的 NTM 病,其治疗药物、治疗周期和治疗手段不尽相同。由于 NTM 的耐药模式因菌种或菌株不同而有所差异,所以治疗前的分枝杆菌菌种鉴定和药敏试验结果十分重要。

NTM 病的治疗通常分 2 个阶段进行:初始阶段使用更多药物

（通常包括静脉注射抗生素），然后是维持阶段使用较少药物，并在可能的情况下采用全口服药物方案。初始治疗阶段的持续时间是可变的，通常在 1～3 个月的范围内。这个推荐的持续时间不是基于实验或者其他证据，而是在临床实践中，由专业的临床医生根据患者的耐受性、依从性、临床疗效、痰菌阴转情况等及时调整，往往因为患者的不耐受或治疗中出现的药物不良事件而缩短。

（1）通常需要至少联合使用 2 种以上的药物，组成 NTM 感染的药物治疗方案。一般是基于临床经验和专家共识或诊治指南等，在药敏试验指导下，由专业的医生进行综合判断，初步决定使用哪种和哪些药物组成治疗方案。NTM 感染治疗所需的抗菌药物数量取决于疾病的严重程度。以大环内酯类敏感的鸟分枝杆菌复合群肺病为例，以结节性支气管扩张病为主要表现时的初始治疗是三联药物治疗，包括大环内酯类、乙胺丁醇和利福霉素。然而，在存在严重的支气管扩张或纤维空洞性疾病改变时，通常需要在治疗的前 2～3 个月内添加可注射的氨基糖苷类作为第四种药物。在制订治疗方案时还需要特别关注，在某些目标人群（例如，老年人、体重降低的 NTM 肺病患者）中存在的药物不良反应发生率高、耐受性差的问题，根据具体情况酌情调整药物组合及剂量、用法等，以提高患者对其药物治疗方案的耐受性和依从性。

（2）在制订抗菌药物治疗方案时，需要合理使用经验性治疗。对于大多数 NTM 感染，基于药物敏感性的治疗优于经验性治疗。尽管体外药敏试验与临床结果的相关性较差，但对 NTM 菌种明确的患者来说，推荐给予基线药敏试验，以指导而不是决定治疗方案的制订。然而，在播散性和（或）重症感染中，在开始抗分枝杆菌治疗之前等待完整的微生物学结果可能危及患者的生命。在这种情况下，依据公认的致病微生物的抗菌敏感性特征来推荐经验性治疗。例如，对于缓慢生长型的 NTM 感染，由口服大环内酯类药物、利福霉素、乙胺丁醇和阿米卡星组成的方案可被视为经验性治疗;而由阿米卡星、亚胺培南和大环内酯类药物组成的方案可作为推测由快速生长型的 NTM 引起感染的适当经验性治疗。一旦病原体被完全鉴定并且已获得药物敏感性 AST 结果,就应根据菌种和药敏试验结果,结合患者的耐受性和疗效,及时调整经验性治疗。

(3) 在制订药物治疗方案时,还需要充分考虑患者对治疗药物的耐受性和依从性。对于某些 NTM 病的患者,想要一步到位,立即开始全剂量、多药联合的药物治疗方案,可能出现患者身体状况无法忍受的情况,严重时甚至导致治疗被迫终止或失败。在这种情况下,临床医生可以考虑依次开始、逐步添加药物,直到实现所需的多药治疗方案。相比其他细菌菌株,NTM 菌株复制一般缓慢且治疗持续时间较长,在治疗开始期间按药物的剂量和用药顺序逐步添加药物通常有助于提高患者对困难药物方案的耐受性。对于低体重、明显消瘦的患者要注意及时调整药物剂量。

(4) 抗菌药物治疗时间的初步预测。单个 NTM 菌种和感染的最佳治疗持续时间尚不清楚。一般来说,NTM 病的治疗持续时间较长,局限性的轻症皮肤和软组织感染,至少需要 3~4 个月的治疗,而重症肺部感染和播散性 NTM 感染,至少需要 12 个月甚至更长时间的持续治疗。决定是否停用抗菌药物的因素包括患者的临床表现、微生物学和 X 线等影像学对治疗的反应,以及患者对治疗方案的耐受性和完成情况。例如,NTM 肺病的药物治疗通常应在确认培养转阴后持续至少 12 个月。

(5) 抗菌药物治疗方案需要根据治疗的目标进行相应调整。对于某些 NTM 感染,抗菌方案没有显示出长期抗微生物治疗的疗效或临床治愈的可能性。在无法治愈的情况下,治疗目标将从彻底根除感染转变为尽量减轻症状。如果感染源头不可能控制(例如,受感染的固定假体材料、严重的肺结构异常),则可能需要对 NTM 有长期的抑制性治疗。应在这些患者中优化非药物辅助干预措施(例如,积极的肺部卫生保健)。

(6)其他相关治疗措施。①手术切除:对于肺外 NTM 感染,如皮肤/软组织、肌肉骨骼和淋巴结炎,可以手术干预(例如,清创、切除和脓肿引流)通常是管理这些感染的必要和重要组成部分。②非药物干预有助于减轻 NTM 感染患者的症状并提高其生活质量,因此应成为 NTM 感染整体管理的一个组成部分。这些干预措施包括戒烟(如适用)、肺康复/肺卫生、锻炼计划和营养支持。

46. NTM 肺病抗 NTM 治疗的疗程一般是多久?

依照我国非结核分枝杆菌病诊断与治疗指南(2020 年版),如确诊为 NTM 病尤其是痰抗酸染色阳性和(或)影像学有空洞的 NTM 肺病,需要进行抗分枝杆菌治疗。治疗方案由专业的从事结核病诊疗的医生研究制订。由于大多数的 NTM 对常用的抗结核分枝杆菌药物耐药,在决定启动治疗前,需要由专业的医生进行认真评估,要权衡利弊,综合考虑患者的病情严重程度、耐受度、经济条件、依从性等因素后再制订治疗方案。

我国常见的 NTM 病为鸟分枝杆菌复合群、堪萨斯分枝杆菌、瘰病分枝杆菌、脓肿分枝杆菌等引起的 NTM 肺病。不同的 NTM 病的用药种类和疗程有所不同。但总的疗程一般都比较长,指南建议方案持续至痰培养阴转后至少 1 年。对于一些特殊情况的 NTM 病患者,治疗需要的疗程又有所不同。例如,HIV 感染或艾滋病患者在合并有鸟分枝杆菌复合群感染导致的播散性 NTM 病时,抗分枝杆菌治疗的疗程应直至其免疫功能恢复后至少 1 年,甚至终生服药;有些 NTM 肺病患者还可能需要手术治疗,例如内科的药物治疗效果不佳,或者患者有反复感染、咯血,肺部病灶又比较局限,经评估后能够耐受手术的患者。手术后,患者仍需要进行抗 NTM 治疗,疗程需要持续用药至痰分枝杆菌培养阴转 1 年后才可以停药。而对于一些肺外 NTM 病的患者,如脓肿分枝杆菌复合群、龟分枝杆菌、偶发分枝杆菌等引起的局部皮肤、软组织病变和骨病的治疗,一般抗 NTM 治疗疗程为至少 4 个月,骨病患者的疗程为至少 6 个月。

总之,NTM 病治疗的总疗程比较长,治疗中需要严密观察血常规、肝功能、肾功能的变化,特别是需要根据治疗后痰分枝杆菌培养结果决定总疗程。一般在开始治疗后每 1～2 个月应重复进行痰分枝杆菌培养检查,直到连续 2 次痰分枝杆菌培养为阴性,但治疗应持续至第一次阴转后 12 个月,因此 NTM 肺病治疗的疗程一般至少在 13 个月以上。

NTM 病有复发的可能,因此,在疗程结束后仍需定期进行复诊评估。

 常用的抗 NTM 药物有哪些?

常用的抗 NTM 药物主要有以下几类。

(1) 大环内酯类抗生素

● 克拉霉素:大多数 NTM 对克拉霉素敏感。作为抗菌治疗用药,可用于鸟分枝杆菌复合群、嗜血分枝杆菌、溃疡分枝杆菌、海分枝杆菌、蟾分枝杆菌、玛尔摩分枝杆菌、瘰疬分枝杆菌、日内瓦分枝杆菌、对利福平敏感或耐药的堪萨斯分枝杆菌等缓慢生长型分枝杆菌,以及脓肿分枝杆菌、龟分枝杆菌、偶发分枝杆菌等快速生长型分枝杆菌感染。

● 阿奇霉素:国内外指南均建议将其作为鸟分枝杆菌复合群、堪萨斯分枝杆菌、玛尔摩分枝杆菌、蟾分枝杆菌、海分枝杆菌、嗜血分枝杆菌等缓慢生长型分枝杆菌,以及龟分枝杆菌、脓肿分枝杆菌等快速生长型分枝杆菌感染的首选治疗用药。

（2）利福霉素类抗生素

◦ 利福平：可用于鸟分枝杆菌复合群肺病以及对利福平敏感的堪萨斯分枝杆菌肺病、玛尔摩分枝杆菌肺病、蟾分枝杆菌肺病的患者。瘰疬分枝杆菌对利福平耐药；快速生长型 NTM 如脓肿分枝杆菌、龟分枝杆菌、偶发分枝杆菌对利福平天然耐药。

◦ 利福布汀：治疗 NTM 的效果比利福平强，对缓慢生长型分枝杆菌如鸟分枝杆菌复合群、堪萨斯分枝杆菌、嗜血分枝杆菌、海分枝杆菌、瘰疬分枝杆菌、玛尔摩分枝杆菌、蟾分枝杆菌具有较强的治疗效果，对快速生长型分枝杆菌如脓肿分枝杆菌和偶发分枝杆菌等有一定的治疗效果。对利福平耐药的堪萨斯分枝杆菌肺病，如果药物敏感试验显示对利福布汀敏感者可以使用。

（3）氨基糖苷类抗生素

◦ 阿米卡星：大多数 NTM 对阿米卡星敏感，吸入剂型被推荐使用，但因为目前国内只有注射剂，限制了它的使用。对鸟分枝杆菌复合群具有较强的治疗效果，是治疗 NTM 病常用及有效的药物。对于快速生长型分枝杆菌（偶发分枝杆菌、脓肿分枝杆菌、龟分枝杆菌）、鸟分枝杆菌复合群、对利福平耐药的堪萨斯分枝杆菌，在治疗之前应进行阿米卡星的药敏试验，敏感者建议使用。

（4）氟喹诺酮类抗生素

◦ 环丙沙星：对鸟分枝杆菌复合群、堪萨斯分枝杆菌和蟾分枝杆菌等有一定的治疗效果，对偶发分枝杆菌等快速生长型 NTM 具有较强的治疗效果，但对脓肿分枝杆菌和龟分枝杆菌的治疗效果较弱。

◦ 左氧氟沙星：对堪萨斯分枝杆菌、海分枝杆菌、戈登分枝杆菌、溃疡分枝杆菌、偶发分枝杆菌有效。对于脓肿分枝杆菌、龟分枝杆菌等耐药。

◦ 莫西沙星：对鸟分枝杆菌复合群、堪萨斯分枝杆菌、戈登分枝杆菌和蟾分枝杆菌等缓慢生长型 NTM 治疗效果较好;而对快速生长型 NTM 如脓肿分枝杆菌、龟分枝杆菌治疗效果较弱,对偶发分枝杆菌具有一定的治疗效果。

（5）β-内酰胺类抗生素

● 头孢西丁:对脓肿分枝杆菌具有较强的治疗效果,缓慢生长型 NTM 及龟分枝杆菌对头孢西丁耐药,大多数偶发分枝杆菌也对头孢西丁耐药。

● 亚胺培南-西司他丁:对缓慢生长型 NTM 的作用较弱,而对快速生长型 NTM 如脓肿分枝杆菌、龟分枝杆菌和偶发分枝杆菌具有较强的治疗效果。

（6）四环素类抗生素

● 多西环素:对缓慢生长型分枝杆菌如鸟分枝杆菌复合群及堪萨斯分枝杆菌等的治疗效果弱;对蟾分枝杆菌和戈登分枝杆菌有一定的治疗效果,对快速生长型 NTM 中的偶发分枝杆菌有一定的治疗效果,大多数脓肿分枝杆菌和龟分枝杆菌对其耐药。产黏液分枝杆菌、耻垢分枝杆菌、嗜血分枝杆菌可根据药敏试验结果选用。

● 米诺环素:偶发分枝杆菌和产黏液分枝杆菌对米诺环素敏感,米诺环素对龟分枝杆菌、脓肿分枝杆菌和海分枝杆菌有一定的治疗效果。

● 替加环素:可在脓肿分枝杆菌肺病治疗的强化期时使用,无论对克拉霉素敏感或对大环内酯类药物耐药的患者均适用,也可用在龟分枝杆菌病的治疗。替加环素对脓肿分枝杆菌的马赛亚种、脓肿亚种以及偶发分枝杆菌、龟分枝杆菌等快速生长型分枝杆菌有很强的治疗效果。对头孢西丁、亚胺培南、阿米卡星不耐受的患者,替加环素可作为治疗的可选药物。

（7）其他

● 利奈唑胺:对大部分 NTM 有强大的治疗潜力,对鸟分枝杆菌复合群和堪萨斯分枝杆菌、海分枝杆菌、苏尔加分枝杆菌、玛尔摩分枝杆菌、蟾分枝杆菌、90％的戈登分枝杆菌和90％的三重分枝杆菌等缓慢生长型分枝杆菌有效。亦可以用在治疗部分土分枝杆菌及猿分枝杆菌肺病。

● 氯法齐明：脓肿分枝杆菌、龟分枝杆菌对氯法齐明中度敏感。氯法齐明在体外与阿米卡星合用，治疗效果更好，对快速和缓慢生长型NTM有明显的增强治疗效果的作用。也可作为治疗鸟分枝杆菌复合群肺病、猿分枝杆菌肺病的可供选择的药物。

● 异烟肼：可以用在堪萨斯分枝杆菌肺病、玛尔摩分枝杆菌病以及对大环内酯类药物耐药的鸟分枝杆菌复合群病，也用在治疗蟾分枝杆菌肺病。

● 乙胺丁醇：对快速生长型分枝杆菌高度耐药，常用在缓慢生长型分枝杆菌病的治疗。

● 复方磺胺甲噁唑：用在快速生长型分枝杆菌（偶发分枝杆菌、脓肿分枝杆菌、龟分枝杆菌）及对利福平耐药的堪萨斯分枝杆菌感染者，以及海分枝杆菌病、产黏液分枝杆菌病、猿分枝杆菌病、耻垢分枝杆菌病。

48. 各种抗NTM药物针对不同菌种的效果相同吗？

尽管被选择用于抗NTM治疗的药物和制订的抗NTM治疗方案有部分相似，但不同抗NTM药物针对不同菌种的治疗效果可能存在差异。临床上主要根据快速生长型和缓慢生长型两大类不同NTM菌种初步制订相应的抗NTM药物治疗方案。在实际制订治疗方案时，医生还要参照不同菌种的各自药敏特点，结合体外药敏试验结果，选择组成方案的具体药物。

治疗快速生长型分枝杆菌（以脓肿分枝杆菌复合群为主要代

表）感染的药物主要包括阿米卡星、阿奇霉素、克拉霉素、亚胺培南、头孢西丁、替加环素、氯法齐明、利奈唑胺等。

缓慢生长型分枝杆菌中，常见的致病菌种主要包括鸟分枝杆菌复合群、堪萨斯分枝杆菌、蟾分枝杆菌等。治疗这类 NTM 感染时选择的药物和制订的治疗方案部分相似，可选择的药物主要包括阿米卡星、阿奇霉素、克拉霉素、利福平、利福布丁、乙胺丁醇。此外，堪萨斯分枝杆菌的治疗药物中还可包括异烟肼。

总而言之，当前可供选择的抗 NTM 药物对快速生长型和缓慢生长型 NTM 的抗菌效果并不完全相同，在具体到某一致病菌种或菌株时也存在差异。

 49. 需要使用的药物的副作用可能很大怎么办？

药物副作用，即药物引起的不良反应。按照世界卫生组织国际药物监测中心的规定，药物不良反应指的是正常剂量用于预防、诊断、治疗疾病或调节生理机能时出现的有害的与用药目的无关的反应。药物不良反应是复杂而多样的，几乎所有的药物都可以引起不良反应，只是反应的程度和发生率不同。因此，对于患者而言，务必要正视药物疗效与副作用并存的事实。而组成抗 NTM 治疗方案的药物，大部分是经过临床研究或者临床实践验证的。患者需要相信的是，医生在进行药物选择时一定会权衡利弊，总是在最大程度上争取对患者"利大于弊"的。

首先，如果需要使用的药物副作用可能很大，那么在没有发生该不良反应时，患者还是首先需要严格执行医生的用药方案，听从医生的建议，要严格按说明书中的用法、间隔时间和疗程来用药，并注意做好相应的不良反应监测。在患者有意或无意的过量使用及用药不当时发生的不良事件，并不属于药物副作用，也就是说，这种情况下药物带来的机体损害不能归因于药物本身,属于"药是好药,用法不当"。需要注意的是,在用药说明书中标注的不良反应,只是按照规定剂量和用法正常使用下可能出现的情况,是在临床试验阶段及后续临床实践中的总结,还是需要不断完善的,此外,在联合用药方面还需更多的观察。临床用药时还要注意药物的相互作用和配伍禁忌。因此,为了尽量减少不良反应的发生,患者在就诊时要主动向医生说明自己既往的服药史和不良反应情况。同样,医生必须要问清患者近期以及目前正在使用哪些药物,以避免患者同时使用同种类型的或是药效相反的药物。一般来说,要尽可能减少或避免多种药物共用,但是抗 NTM 感染的治疗原则要求多药联合。根据目前的治疗指南,建议对不同种类 NTM 应使用不同的药物组合方案,往往需要 3~4 种,甚至是 5 种药物的联合治疗,其疗程也至少为一年。但是患者对于这一点也不用过于担心,目前很多临床医生都会根据患者的实际情况,选择更适合的药物(如敏感的、口服剂型等),以及尽可能在保证疗效的前提下缩短疗程,尽量减少药物不良反应的发生。

其次,患者在用药前也可以主动了解所用药品的可能发生的不良反应,特别关注其常见的副作用,注意观察是否出现相应的症状(不适),尤其一旦发生严重的副作用应立刻停药并及时就医,进行专业咨询和及时处置。同时患者也应该遵医嘱,在治疗过程中定期复查血常规、肝肾功能、电解质、尿常规等检查,及时发现肝肾功能损伤或骨髓抑制等不良反应,及时调整治疗方案并予对症处理,"及时止损"。用药前临床医生也应该向患者简要说明可能会出现的常见不良反应,并告知患者出现不良反应后应该如何应对。对于那些既往有药物过敏史、家族过敏史或特异体质的患者,则要尽力防范发生该类药物副作用,方法是避开、禁忌、替代和迁移,通俗来说就是不用、禁用、用替代药和马上停止使用该药。

50. 哪些抗 NTM 药物容易导致过敏反应？过敏反应消失后还能继续用吗？

过敏性皮疹是较常见的药物不良反应，相对于肝肾损伤、血象抑制等更易被发现。多药联用时，过敏性皮疹较常见，与联合用药加重肝肾负担致使机体解毒能力下降有关，抗 NTM 治疗药物也存在同样的问题。过敏性皮疹的发生多见于用药初期，一般在用药 2 个月后发生者少见，故在治疗初期建议患者遵医嘱及时随诊十分重要。亦有出现在治疗中期、晚期者，可能与迟发型变态反应相关。

所有的抗 NTM 药物都有可能发生过敏反应。其中比较容易发生过敏反应的药物主要包括乙胺丁醇、利福霉素类、头孢西丁和磺胺类药物。乙胺丁醇多表现为过敏性皮疹。利福霉素类药物发生严重的过敏反应时，除皮疹表现外还可以出现肝损伤、溶血、过敏性休克等严重情况，甚至危及生命。其他的抗 NTM 药物发生过敏反应相对较为少见。

对于已经出现过明确过敏反应的药物，尤其是发生了严重过敏反应者，该药物必须停用，原则上也不应再继续使用同类药物。但对于利福平出现过敏反应者，如果发生的过敏反应不严重，根据利福平和利福喷丁仅存在部分交叉过敏的特点，如果临床确实需要，部分患者可以从小剂量逐渐加量试用利福喷丁，但必须是在严密监护下试用，用药期间一旦有过敏迹象立即停用，并不再试用。

51. 除了过敏反应，抗 NTM 药物还有哪些常见的副作用？

抗 NTM 治疗疗程很长，通常都需要 1 年以上时间，故而除了过敏反应，各种药物在治疗过程中均有可能发生相应的药物副作用(不良反应)。下表是对常用抗 NTM 药物的常见不良反应的汇总。

常用抗 NTM 药物	常见副作用
阿奇霉素	胃肠道反应,耳鸣/听力损失,肝毒性,长 QTc
克拉霉素	胃肠道反应,耳鸣/听力损失,肝毒性,长 QTc
氯法齐明	皮肤变黑、干燥,肝毒性,长 QTc
多西环素	胃肠道反应,光敏性,耳鸣,眩晕
乙胺丁醇	眼毒性,视力和色觉损伤
异烟肼	神经病变,肝炎,周围神经病变
利奈唑胺	周围神经病变,视神经炎,骨髓抑制
莫西沙星	长 QTc,肝毒性,肌肉软组织损伤
磺胺类	胃肠道反应,血细胞减少,超敏反应,光敏性
利福布汀	肝毒性,白细胞减少,葡萄膜炎,过敏反应
利福平	肝毒性,白细胞减少,过敏反应
阿米卡星	前庭毒性,耳毒性,肾毒性,电解质紊乱
头孢西丁	骨髓抑制,过敏反应
亚胺培南	皮疹,白细胞减少,肾毒性

52. 怎样才能及时发现药物的副作用?

患者首先要了解所用药物常见的副作用。一项对 170 例 NTM 肺病患者的观察性研究发现,37.6% 的患者在 31 个月内出现不良反应,因此与 NTM 肺病治疗相关的药物毒性必须按照指南密切监测。抗 NTM 常用抗生素的常见/多发的副作用需要熟知,一旦发生才能及时发现。例如,阿奇霉素/克拉霉素的不良反应包括胃肠道反应(腹痛、腹泻、腹胀、恶心、呕吐、消化不良、胃炎、黑便等),心血管反应(心悸、胸痛)等。亚胺培南主要容易导致白细胞减少、肝功能损伤、皮肤过敏反应（如皮肤瘙痒、荨麻疹）等，患者还可能出现胃肠道反应（恶心、呕吐、腹泻）。阿米卡星（静脉注射）可能会发生听力减退、耳鸣或耳部饱满感，少数患者亦可发生眩晕、步履不稳等症状，还可能出现肾毒性，患者可出现血尿，排尿次数减少或尿量减少、血尿素氮、血肌酐值增高等，而阿米卡星脂质体（吸入）还可能发生咳嗽、发音困难、呼吸困难。替加环素使用后可能会出现恶心、呕吐、肝炎、胰腺炎。利奈唑胺的不良反应包括胃肠道反应（腹泻、恶心、呕吐等）、骨髓抑制（贫血、白细胞、血小板减少等）、周围和视神经炎（手麻、看不清东西）等。氯法齐明用药后可表现出皮肤变色（一般会变黑变红）、干燥、对阳光过敏、恶心呕吐、心慌、胸闷等不良反应。

上述不良反应情况一旦发生，尤其是对应用药时间和用药类型，有药物伴随的典型症状，就非常有可能与该药物副作用相关，需要及时停药就诊；同时，患者在治疗中，也需要定期去医院复查血常规、肝肾功能，如果出现血象异常、肝功能指标异常等情况，也应立即停药，或者询问相关医生或药师是否停药，必要时再次至专科医院就诊。

药物产生不良反应的原因多种多样：从药品本身看，与药理作用、药物纯度、药物污染、剂量、剂型、质量等有关；从机体因素看，与种族差别、性别、年龄、个体差异、病理状态、血型、营养状况等有关；此外，还有一个重要环节是给药方式，这包括误用、滥用、给药途径有误、长期使用蓄积、联合用药不当、减药或停药等。需要特别提醒的是，由于存在药品的相互作用，因此，药品的不良反应是随着联合用药而增多的（种类越多，不良反应越多）。如果西药、中药、偏方一起用，那就更易出问题，而且这类不良反应往往是没有循证资料，难以预测及处理的。

53. 在治疗过程中出现了对所有药物都不耐受的情况应该怎么办?

治疗过程中患者如果出现了对当前使用的所有治疗药物的不耐受,可以尝试已上市的、耐受性好的新药。除了指南里可用的大环内酯类、利福霉素类、喹诺酮类、氨基糖苷类以及利奈唑胺、氯法齐明等药物,比如贝达喹啉、奥马环素、康替唑胺、替加环素、普托马尼、德拉马尼等多种新上市的药物,对某些致病性 NTM 具有较好的抗菌活性,也有比较好的耐受性。例如,奥马环素对几种快速生长型 NTM 就具有强效抗菌活性。在美国已经上市的阿米卡星脂质体吸入型混悬液,它的指征是治疗失败的鸟分枝杆菌复合群(MAC)肺病患者,对于难治性的 MAC 有较好的疗效,报道称对于治疗失败的 MAC 患者阴转率可以达到 43% 左右。

如果患者对上市的新药也不耐受,那么还可以考虑参加临床研究,尝试未上市的新药。近年来出现了多种治疗 NTM 的不同作用机制和给药途径的新药,这些药物为 NTM 病治疗方案的选择提供了新的可能。比如仍处于临床试验阶段的泰地唑利在利奈唑胺治疗 NTM 时出现骨髓毒性、肾毒性或胃肠道不耐受的情况下,可以作为利奈唑胺的潜在替代品。同时,研究结果显示,大环内酯类、替加环素、贝达喹啉及氯法齐明、阿米卡星、环丙沙星等联合吸入疗法疗效和耐受性较好,因此,阿奇霉素、阿米卡星、氯法齐明、环丙沙星等吸入制剂的临床应用研究项目可能是 NTM 肺病患者的救星。

还有一些非抗菌药物治疗方法也在研发中,例如吸入一氧化氮(NO)、粒细胞-巨噬细胞集落刺激因子(GM - CSF)或噬菌体治疗、宿主导向治疗等。吸入一氧化氮和吸入 GM - CSF 目前处于临床试验阶段,它们在前期临床报告中均有助于改善肺功能和微生物的培养转阴。噬菌体疗法也有望成为新的治疗手段,有研究对 20 例患者进行噬菌体治疗,结果显示在患者中未发现治疗引起的不良反应,其中 11 例患者观察到良好的临床或微生物转变。NTM 的非抗菌药物治疗是具有挑战性的,但在缺乏任何其他抗 NTM 感染药物治疗方案的患者中,这些辅助治疗手段也是一个选择。

最后,患者也要注重加强营养和锻炼,以提高自身免疫力。根据自身情况增加一些高蛋白质食物、新鲜水果蔬菜,平时可以进行适当地锻炼。

54. 对年老体弱的患者,如何减轻药物的副作用?

对于脏器功能偏弱、耐受能力偏差的年老体弱的患者,首先需要综合其全身情况,确定是否要开始启动抗 NTM 治疗。NTM 的抗菌治疗需要多种药物联合和较长疗程,因此对年老体弱的患者来说,治疗本身带来的挑战也比较大。如果患者临床症状轻或无症状、胸部 CT 提示病灶局限或稳定、基因测序结果中 NTM 序列数少、痰培养/支气管灌洗液培养结果阴性等,可以选择对症治疗并密切随访,暂时不启动抗菌治疗;同样,如果患者有其他严重基础疾病,如肝肾功能不全、血管炎、心力衰竭等,NTM 的抗菌治疗就成了次要问题,除了治疗基础疾病,对症治疗应是首选,从而减少合并用药对老年体弱患者的副作用。因此,对年老体弱的患者来说,最重要的是需要到专业的、有经验的临床医生处就诊,仔细评估 NTM 感染带来的危害是否大于长期联合用药的危害,具体如何处理视个体而定。

在启动抗 NTM 治疗时,对于年老体弱的患者,用药可以优先选择安全性高、耐受性好的药物,可以从小剂量开始,疗程要适当,停药要适时,观察要密切。患者要向医生主动说明其长期使用的其他药物,应听从医生叮嘱的剂量服用。随时注意病情变化,加强基本情况和药物作用的监测。当怀疑有药物不良反应时及时处理,必要时暂停用药。治疗期间及时就诊并定期检查细菌学、血常规、肝肾功能、胸部 CT 等,可以有效评估疗程和停药时机。

年老患者由于认知减退等原因,还需要防止过多用药和过量用药。NTM 肺病往往需要长期用药,药物储备不足时不要随便购买,要去当地医院或者是药房等正规场所购买;有些患者喜欢和病友交流病情,总是看着别人用的药效果不错而想换药,切记一定不要擅自把自己的药物分享给其他人使用,也不要使用其他人的药物,相同的诊断不等于相同的病情;不要随意超量使用药物,请严格遵循医生或药师建议的用量和用药时间要求;老话说"是药三分毒",所以不要自行使用中药、西药、补药"二管齐下",而应该在询问医生后再决定是否使用。

55. 已经发生肾功能不全的 NTM 病患者怎么用药?

由于肾功能不全患者体内抗 NTM 药物的药物代谢发生很大改变,且存在与其他药物的相互作用等因素,需要兼顾两种疾病特点进行综合治疗。肾功能不全的 NTM 病患者应尽量选择经肝脏、肝肾双通道或者肝肾之外代谢通路的药物;具有明显肾毒性,且主要经肾脏代谢的药物应避免使用,若无替代药物,不使用会大大降低疗效的情况下,应根据肌酐清除率作调整,减少用药剂量、延长用药时间。

克拉霉素是治疗 NTM 病最重要的药物之一,对于肾功能不全患者,给药间隔应延长。同类药物阿奇霉素,轻度肾功能损害者不需要做剂量调整,严重肾功能不全患者中的使用资料有限,应根据病情遵医嘱慎重使用并监测肾功能。

乙胺丁醇 80％以原型经肾脏排出，肾功能不全时需要调整药物剂量。乙胺丁醇可经血液透析和腹膜透析清除，因此建议在透析结束时用药。

阿米卡星具有明显肾脏毒性，肾功能不全患者应避免使用；必须使用时，需减量并严密观察。推荐对患者进行血药浓度监测。

莫西沙星为肝肾双通道代谢药物，肾功能不全患者可按常规剂量使用并监测肾功能。

利福霉素类药物：利福平，肾功能不全患者无需调整剂量，不易被血液透析或腹膜透析清除。利福布汀主要自肝胆系统代谢，经尿排泄的原型药物极少。根据相关研究结果，对肾功能不全患者应减少利福布汀的剂量，推荐每天 150 mg。

异烟肼主要经肝脏代谢，肾功能不全患者无需调整剂量。该药可经血液透析与腹膜透析清除，建议在透析结束后给药。

头孢西丁主要以原型经肾脏排泄，肾功能损害者应慎用。如需使用时应按肌酐清除率调整剂量，但药物剂量减少可能达不到治疗效果。

利奈唑胺理论上不受肾功能影响，肾功能不全患者无需调整剂量，但应权衡应用利奈唑胺与其代谢物蓄积潜在风险间的利弊。对于血液透析患者，应在血液透析结束后给药。

氯法齐明主要经肝脏代谢，肾功能不全患者无需调整剂量，但该药更容易沉积于脂肪组织和网状内皮系统中并导致皮肤黏膜着色、光敏等。

亚胺培南西司他汀主要通过肾脏代谢，肾功能不全患者需要调整药物剂量；血液透析可清除该药，应在血液透析后每 12 小时给药 1 次。

替加环素主要由肝脏排出，肾功能不全或接受血液透析的患者无需进行剂量调整。

56. 已经发生肝功能不全的 NTM 病患者怎么用药?

大多数抗 NTM 药物经肝脏代谢,因此,肝功能不全的 NTM 病患者用药需慎重。对常用的抗 NTM 药物的用法推荐如下。

● 克拉霉素:虽有研究发现健康受试组和肝功能不全组服用该药 3 日后,稳态血药浓度和系统清除率无显著差异。一定程度上表明肝功能不全,但肾功能正常者不必改变该药剂量。但由于该药主要经肝脏代谢,肝功能不全的患者应根据病情遵医嘱慎重使用,并做好肝功能的监测。

● 阿奇霉素:主要经肝脏清除,对于轻中度肝功能不全患者,该药的用法和用量同肝功能正常者;严重肝功能损伤的患者应根据病情遵医嘱慎重使用,使用过程中建议监测肝功能。

● 乙胺丁醇:肝毒性低,但对于肝或肾功能减退的患者,本品血药浓度可能增高,半衰期延长。建议轻度肝损伤患者正常剂量应用并监测肝功能,严重肝功能不全患者仍需慎用。

● 阿米卡星:是治疗 NTM 病常用且有效的药物,主要经肾脏代谢,在肝功能不全时可常规使用。

● 莫西沙星:轻中度肝功能受损的患者与健康志愿者或肝功能正常的患者血浆药物浓度在临床上无明显差别,因此可常规剂量使用。严重肝损害患者应避免使用,必须使用时,需遵医嘱并严密观察,监测肝功能。

● 利福霉素类药物:利福平,主要自胆和肠道代谢,肝毒性是该药的主要不良反应之一。原有肝病患者,仅在有明确指征情况下方可慎用,治疗开始前、治疗中严密监测肝功能变化,肝损害一旦出现,立即停药。对于肝功能严重不全的患者,该药禁用。利福布汀,主要自肝胆系统代谢,有基础肝病或有肝损伤者慎用。必须使用时,需遵医嘱并严密监测肝功能。

● 异烟肼:主要经肝脏代谢,具有肝毒性。轻度肝功能受损的患者慎用,需遵医嘱并严密监测肝功能;严重肝功能损害者应禁用。

● 头孢西丁:主要以原型经肾脏排泄。少数患者用药后可出现肝功能异常。肝功能异常时可常规剂量应用,但需密切监测肝功能。

● 利奈唑胺:主要通过吗啉环氧化代谢,理论上不受肝功能影响。根据现有资料,无须对轻至中度肝功能不全患者调整剂量。尚未在严重肝功能不全的患者中评价利奈唑胺的药物代谢动力学特性。因此,严重肝功能不全患者必须使用时,需遵医嘱并严密观察,监测肝功能。

● 氯法齐明:主要经肝脏代谢,肝功能不全患者需慎用;必须使用时,应密切监测肝功能。

● 亚胺培南-西司他汀:主要经肾脏代谢,理论上,肝功能损害患者用药时无需调整剂量,但该药也可有氨基转移酶、血胆红素或碱性磷酸酶升高的不良反应,建议严重肝功能不全患者使用该药时密切监测肝功能。

● 替加环素:在轻至中度肝功能损害患者中应用时无需调整剂量;重度肝损伤患者应慎重用药,并密切监测肝功能。

57. 听说 NTM 对很多药物耐药,是真的吗?

是真的,NTM 对大部分抗生素存在天然耐药。尽管低毒性、进展缓慢、无明显传染性证据,但 NTM 目前仍然是最难治疗的细菌之一。美国胸科协会、中华医学会结核病分会和中国防痨协会等推荐的治疗药物仅为有限的少数抗生素,且多为注射类药物,常见的抗 NTM 药物如阿奇霉素、克拉霉素、利福平、乙胺丁醇、环丙沙星、氯法齐明、多西环素、异烟肼、利奈唑胺、莫西沙星、甲氧苄啶/磺胺甲噁唑、阿米卡星、头孢西丁、亚胺培南、链霉素、替加环素等。但尽管经过了长疗程的治疗，仍有大部分患者治疗失败，治愈率不足 30%，复发率高。这与大部分 NTM 对常用抗生素天然耐药、现有的有效药物不良反应发生率高、因治疗疗程长且多为静脉用药导致患者依从性差有关。除此之外，很多 NTM 病患者前期往往经历过一段误诊为结核病的时期，有的患者也曾接受过一段时间的抗结核治疗，由于使用的并非针对 NTM 的治疗方案，可能导致治疗失败。临床上，迫切需要疗效确切、不良反应发生率低、使用方便的药物用于 NTM 的抗菌治疗。

58. 为什么治疗方案中会含有药敏试验提示耐药的药物？

人类与细菌的"战争"一直没有停止过，医生取得胜利主要依靠两种利器：①"战斗武器"，即抗 NTM 药物；②"瞄准器"，即细菌药物敏感性试验（简称药敏试验）。药敏试验是重要的检验手段，我们可以利用它准确判断"敌方"的力量如何，精准选择"武器"的种类。两者各有所长，缺一不可。然而，很多医生"手持武器"却不能"一招制敌"，究其原因，大多是不能准确判断"敌方"的力量，在"瞄准"的时候选错了"武器"的种类。不过，药敏试验真的像我们想的那样简单吗？哪种抗菌药物敏感度高就用哪种药吗？

药敏试验分两种，即体外药敏（离开人体，实验室做的药敏）和体内药敏试验。两者有没有联系呢？体外药敏试验的结果是决定于基因型的表型。一般来讲，细菌在体外对抗菌药物耐药，体内通常耐药；而在体外对抗菌药物敏感的，体内却不一定敏感。因此，还必须结合抗菌药物的特点来选用。如果经验性治疗无效，或者认为当前病原学结果为致病菌可能性大的话，则可根据药敏试验选用合适的抗菌药物。但是，特异性的用法也必不可少，下面我们就来说说面对病菌的这场"战役"应该怎么打。①"射程":药物的组织浓度(药物在体内的差异性分布)。美国临床实验室标准化委员会(CLSI)的药敏标准是依据不同药物进入体内后,血液中最高浓度(C_{max})与该药物在体外的最低抑菌浓度(MIC)之间的关系所制订的。$C_{max}/MIC=4\sim8$,为敏感(susceptible, S),$C_{max}/MIC=1\sim2$,为中介(intermediate, I),$C_{max}/MIC<1$,为耐药(resistance, R)。虽然不同的药物在判断敏感等级时,C_{max}/MIC 比值不完全与上述数字相同,但有一个因素是一致的,即都是以血药浓度为基础制订的标准(目前 CLSI 还未制订局部感染的药敏判断标准)。由于抗菌药物进入体内后,在血液中的浓度可能与药物在其他体液或组织中的浓度存在较大的差异,例如左氧氟沙星在肾组织的浓度是血液的 $2\sim5$ 倍,如果感染正好发生在上述药物浓度高的部位,药敏试验提示耐药的药物仍然可能有效。②路径:药物的体内代谢过程。抗菌药物在体内的疗效还与药物的 PK/PD(药物动力学与药效学)参数有关。浓度依赖性的药物如氨基糖苷类和喹诺酮类,与疗效有关的参数是 AUC/MIC,即曲线下面积。当药敏报告为敏感(S),表示用常规剂量治疗可获得临床疗效;药敏报告是中介、耐药(I、R),表示加大剂量或药物富集部位可有疗效。③效力:药物的给药剂量。选择敏感抗菌药治疗应该保证足够剂量,尤其是药敏试验中显示中介的,可能还要加大剂量或与其他药物联合应用。④部分细菌治疗过程中可能会产生生物被膜(外壳),应联合应用破壳药物(可能是药敏显示耐药的药物)。

当经验性用药有效而与体外药敏试验结果不一致时,首先需要判断微生物报告的准确性。其次,必须指出,体外药敏试验也存在一定的局限性。当前,仅有少数药物有足够证据支持药敏试验结果与临床疗效之间存在明确相关性,多数 NTM 的抗菌治疗药物的耐药性判断标准仍没有确定,体外药敏试验结果的指导意义还有待临床进一步验证。因此,在 NTM 的抗菌药物治疗方案中,尤其是经验性治疗的方案中,可能会含有药敏试验提示耐药的药物,在临床治疗有效的情况下,则一般没有调整药物的必要,实践才是检验真理的唯一标准。

59. 还有没有治疗 NTM 病的新药?

所谓"新药"主要包括四大类:新的药物、新剂型的研发、老药新用、新化合物等。这些药物可能会带来更好的治疗效果,但需要进行更多的临床研究来确定其安全性和有效性。

(1) 新的药物:Fobrepodacin(SPR - 720)为新型氨基苯并咪唑类药物,是一类全新的抗生素。在临床前研究中显示出与克拉霉素和利福平作用相近的杀菌作用,因而是很有希望能够用在抗 NTM 治疗上的新药。

(2) 新剂型的研发:在这方面,目前已经取得确定疗效的是阿米卡星脂质体吸入型混悬液(amikacin liposome inhalation suspension, ALIS)。这种阿米卡星脂质体可以很有效地穿透生物膜发挥作用,"局部吸入"这种给药途径还能够减少全身其他组织不必要的药物吸收,从而减少药物副作用。当前传统的阿米卡星剂型为注射液,需要采取静脉滴注或者肌内注射的给药方式,若改为吸入剂型给药,患者居家就可以进行,可以大大提高患者的治疗依从性。ALIS 已经成为美国食品药品监督管理局(FDA)批准上市的第一个专门针对难治性 NTM 肺病研发的新药。

目前已经报道的其他吸入型药物包括两种吸入型阿奇霉素(inhaled azithromycin)制剂的研究——雾化制剂和干粉制剂;在 NTM 模型的研究中,环丙沙星脂质体能够减少体外细胞内感染模型中鸟分枝杆菌和脓肿分枝杆菌的生长,并且耐受性好;与口服氯法齐明相比,吸入氯法齐明吸入型混悬液显著提升了 NTM 感染模型中动物体内细菌清除的数量;吸入给药相比口服给药,显著增加了肺组织内的药物浓度(是口服的 4 倍以上)。

(3) 老药新用(超适应证使用):包括新型抗结核药物以及一些广谱的抗菌药物。这些药物在体外和体内都显示出对 NTM 具有一定的抗菌效果,但是针对其用于 NTM 肺病治疗的研究仍然有限。

1) 新型抗结核药物

● 贝达喹啉(Bedaquiline, Bdq):已被 FDA 批准用在治疗耐药结核病,亦可用在鸟分枝杆菌复合群、脓肿分枝杆菌、戈登分枝杆菌、堪萨斯分枝杆菌、溃疡分枝杆菌感染的治疗。因为贝达喹啉与克拉霉素在药理作用上相互拮抗,故不建议将这两种药物联合使用。贝达喹啉和氯法齐明的联合使用能够更加有效地抑制脓肿分枝杆菌的生长和繁殖,有助于避免细菌耐药性的产生,在部分国家已加入脓肿分枝杆菌肺病的治疗方案中。

● 德拉玛尼(Delamanid):也是新型抗结核药物,除堪萨斯分枝杆菌外,其对快速或缓慢生长型 NTM 的抗菌治疗效果均不强。

● 普瑞玛尼(Pretomanid, PA-824):也可用于治疗堪萨斯分枝杆菌。

● 缩氨硫脲(Thiosemicarbazone):可有效治疗鸟分枝杆菌和脓肿分枝杆菌脓肿亚种。

2) 广谱的抗菌药物

● 康替唑胺(Contezolid):与利奈唑胺相比,其血液系统副作用发生率更低,与其他药物之间的相互作用也更少。研究显示,在体外对结核分枝杆菌治疗效果与利奈唑胺相当,对胞内分枝杆菌抗菌治疗效果优于利奈唑胺。对脓肿分枝杆菌中的脓肿亚种和马赛亚种的治疗效果与利奈唑胺相当。

● 特地唑胺(Tedizolid):已在巨噬细胞模型和免疫功能低下

模型的脓肿分枝杆菌感染患者的案例研究中证明了疗效。

● 德帕唑胺(Deplazolid, LCB01 - 0371):对脓肿分枝杆菌脓肿亚种的治疗效果与利奈唑胺相当,对偶发分枝杆菌亦有一定的治疗效果。

3)新型的四环素衍生物

● 奥马环素(Omadacycline, OMC):对脓肿分枝杆菌、龟分枝杆菌和偶发分枝杆菌有治疗效果,药物有效浓度低于多西环素,在体外对脓肿分枝杆菌表现出了高水平的抑菌作用,还可以增加克拉霉素对脓肿分枝杆菌的作用。既有注射剂型又有口服剂型,可以实现序贯治疗。

● 依拉环素(Eravacycline, TP - 434):对耐药的脓肿分枝杆菌复合群具有较好的体外作用。

4)喹诺酮类药物

● 西他沙星(Sitafloxacin, SIT, DU6859a):是一种口服制剂,其对脓肿分枝杆菌有抑菌作用,并且与临床上一些重要的抗脓肿分枝杆菌药物之间无拮抗作用。

5)β-内酰胺类与β-内酰胺酶抑制剂联合使用

● 阿维巴坦(Avibactam sodium, NXL 104):最近被发现对脓肿分枝杆菌和鸟分枝杆菌有效。

● 瑞来巴坦(Relebactam):是一种新型β-内酰胺酶抑制剂,临床上常与亚胺培南联合使用。有研究显示,瑞来巴坦可提高亚胺培南对脓肿分枝杆菌的治疗效果。

(4)针对NTM的新化合物:针对MnpL3膜转运蛋白、十一烯基磷酸-GlcNAc-1-磷酸转移酶(TagO)、ClpCl蛋白、分枝杆菌tRNA修饰酶抑制剂等的新化合物研发,均处于临床前研究阶段或候选药物研发阶段。

目前处于动物实验阶段的抗NTM药物主要包括:①SPR719(VXc-486)是一种新型苯并咪唑类药物,在体外显示出对鸟分枝杆菌复合群和堪萨斯分枝杆菌的有效抑菌作用。②哌啶醇衍生物 1（piperidinol derivative 1，PIPD1）对脓肿分枝杆菌脓肿亚种有显著作用。③DC－159a 是新一代氟喹诺酮类药物，对耐氟喹诺酮类的堪萨斯分枝杆菌有治疗效果。④TP－271 是四环素相关的新氟环素，体外对脓肿分枝杆菌脓肿亚种有作用。⑤SQ109 为 1,2－乙二胺类候选药物，对偶发分枝杆菌有作用。⑥ACH－702 和氟甲喹羟哌啶（Mefloquine）对某些 NTM 有治疗效果。

60. 新药引进有时间表吗？

目前还没有抗 NTM 治疗新药引进的确切时间表。已知药物的研发通常需要经历多个阶段，包括候选药物研发、临床前研究、临床试验和监管审批等过程。这些过程通常需要数年甚至更长时间来完成。因此，引进抗 NTM 治疗的新药可能还需要一定的时间和努力，以尽可能确保其安全性和有效性。

● 阿米卡星脂质体吸入型混悬液（ALIS）：已在美国、欧盟和日本获得批准上市。

● 贝达喹啉（Bedaquiline，Bdq）：2012 年 12 月获批在美国上市；2016 年，中华人民共和国国家食品药品监督管理总局（CFDA）批准将贝达喹啉（斯耐瑞）作为联合治疗成人（≥18 岁）耐多药肺结核的用药。

● 德拉玛尼（Delamanid）：2014 年被欧洲药品管理局（EMA）批准用于治疗成人耐多药肺结核；2017 年 2 月 28 日，CFDA 批准国内上市。

● 普瑞玛尼（Pretomanid）：2019 年 8 月 14 日美国食品药品监督管理局（FDA）批准普瑞玛尼片联合贝达喹啉和利奈唑胺用于治疗高度耐药肺结核患者，中国大陆未上市。

- 康替唑胺（Contezolid）：2021年6月2日CFDA批准康替唑胺片在国内上市，用于治疗金黄色葡萄球菌、化脓性链球菌或无乳链球菌引起的复杂性皮肤和软组织感染。

- 特地唑胺（Tedizolid）：2014年6月获得美国FDA上市许可，之后陆续在欧盟、日本等获批上市。原研药于2019年6月在我国获得进口上市许可，用于治疗急性细菌性皮肤及皮肤软组织感染。

- 奥马环素（Omadacycline）：2019年2月在美国上市，用于治疗社区获得性细菌性肺炎及急性细菌性皮肤和皮肤软组织感染；2021年12月16日，CFDA批准国内上市。

- 依拉环素（Eravacycline）：2018年8月27日获美国FDA批准上市；2023年3月16日，CFDA批准国内上市，用于治疗成人复杂性腹腔内感染。

- 西他沙星（Sitafloxacin）：2008年1月25日在日本获批上市，用于治疗社区获得性肺炎和尿路感染；2019年2月，CFDA批准国内上市。

- 头孢他啶-阿维巴坦钠注射剂：2015年在美国被授予合格的新型抗生素资格（QIDP）并获得批准，2016年在欧盟获得批准，已在全球超过40个国家和地区获批上市。该药物制剂于2019年5月21日获得CFDA批准国内上市，用于治疗复杂性腹腔内感染、医院获得性肺炎和呼吸机相关性肺炎。

- 克拉霉素、利福布汀和氯法齐明的新固定剂量制剂（RHB-204，Redhill Biopharma）：正处于临床Ⅲ期试验中。

- 含贝达喹啉的治疗方案：在难治性鸟分枝杆菌复合群肺病患者中的有效性和安全性评估正在进行一项Ⅱ/Ⅲ期临床试验。

- 环丙沙星吸入治疗：已经完成了治疗非囊性纤维化支气管扩张症相关感染的Ⅱ期和Ⅲ期临床试验，其结果支持使用吸入环丙沙星的基本原理。

- Fobrepodacin：其安全性和耐受性的临床研究已获得初步

的结果,目前处于临床Ⅱ期试验阶段。

● SPR719:治疗鸟分枝杆菌复合群肺病的有效性和安全性目前处于Ⅱa期临床研究阶段。

● Recarbrio(Imipenem/Cilastatin/Relebactam,亚胺培南/西拉司丁/瑞来巴坦):正在医院获得性细菌性肺炎或呼吸机相关细菌性肺炎成人患者中开展Ⅲ期临床试验。

● 其他:目前处于临床前研究阶段的抗 NTM 药物主要包括 SPR719(VXc-486);哌啶醇衍生物 1(piperidinol derivative 1, PIPD1);DC-159a;TP-271、SQ109、ACH-702 和氟甲喹羟哌啶(Mefloquine)。

61. 免疫治疗是什么?

一般来说,免疫治疗泛指针对机体免疫低下或亢进的异常状态,人为地增强或抑制机体的免疫功能以达到治疗疾病目的的治疗方法。

化学药物治疗仍然是当前治疗 NTM 病的主要手段。尽管随着近几年对 NTM 病认识的不断深入,专科医生在 NTM 病的化学药物抗菌治疗用药上更加规范,NTM 病患者的预后也得到了一定程度的改善,但是 NTM 病的总体治愈率仍然偏低。近年来有专家在免疫活性物质治疗 NTM 病上有了一定的研究成果,为 NTM 病的预后带来了新的希望。已知根据患者的免疫功能状态不同,我们通常可以将 NTM 肺病患者分为三类:第一类为免疫功能正常的患者,既往身体健康,无慢性基础性疾病;第二类亦为免疫功能正常的患者,但是有基础性肺病;第三类为免疫功能受损的患者,包括 HIV 感染者、长期使用糖皮质激素、肿瘤化疗者或者使用肿瘤坏死因子拮抗剂者。临床工作中常常发现,第三类患者比其他人更容易患 NTM 病。在分枝杆菌的致病性方面,以结核病为例,已知有大量的结核菌素皮肤试验阳性者从未进展为活动性肺结核,而有少数接受了卡介苗疫苗接种的新生儿反而发展为弥散性卡介苗病,这就说明结核病不只是一种传染性疾病,还是一种免疫性疾病;同理,其他分枝杆菌的致病情况也与患者的免疫反应密切相关。虽然目前对 NTM 免疫缺陷的研究不是很多,但对于某个家庭来讲,如果有多个家庭成员同时患有 NTM,不管检测到的致病菌菌种是否一致,都有必要进行免疫缺陷相关疾病的筛查。

免疫治疗的方法有很多,适用于多种疾病的治疗。NTM 侵入人体后是否发病,是人体免疫功能与 NTM 之间的一次博弈,免疫功能占优势就不发病,反之则会发病。我们已经了解,在抗结核菌治疗的同时,对免疫功能低下的患者使用免疫增强剂能提高患者机体的免疫力,对结核病有很好的辅助治疗效果,常用的药物有我们大家熟悉的胸腺肽、转移因子等。对于 NTM 病来讲,在感染 NTM 以后,患者的免疫反应尚有其特殊性。已知大多数 NTM 病患者也存在免疫功能降低或减退,可以使用免疫增强剂来增加疗效。但是有的活动性 NTM 病患者,在其疾病进展过程中,由于长期存在的慢性炎症会导致免疫系统失衡,进而表现为免疫亢进,对于这样的患者,应用免疫阻滞剂阻断某些有害免疫分子的作用也可以达到免疫治疗的目的,也就是我们常说的免疫抑制疗法。比如,曾经有研究报道称,用利妥昔单抗通过中和抗干扰素-γ抗体来阻止 NTM 病的进展,患者临床症状改善,没有一例因使用利妥昔单抗出现明显不良反应。

尽管免疫治疗在肿瘤、自身免疫性疾病等方面已经有了广泛的使用,并取得了很好的效果,但是当下对于 NTM 病的研究还很少,应用也不多。随着人们对 NTM 病认识的不断深入,伴随着 NTM 研究领域的拓展和免疫学相关科学技术的不断发展,特别是对一些免疫活性物质的研究的深入,比如小分子活性肽、溶菌酶及免疫阻滞剂等，免疫治疗在 NTM 病的防治工作方面必定会越来越发挥重大的作用，为改善 NTM 病患者的预后提供更好的帮助。

62. 治疗 NTM 病可以服用中药吗？

NTM 病是一种慢性感染性疾病，主要依赖于规范的抗分枝杆菌药物治疗，这是目前被广泛认可和推荐的治疗方法。抗分枝杆菌药物通过抑制和杀灭分枝杆菌，控制病情并促进康复。虽然中药可以在某些情况下起到一定的辅助作用，如缓解症状、提高免疫力等，但目前中药在治疗 NTM 病方面的疗效尚未得到充分的临床研究证实，因此尚不能替代抗分枝杆菌的化学药物治疗。在治疗 NTM 病时，应遵循专业医生的建议，接受合适的抗分枝杆菌药物治疗，以获得最佳的治疗效果。

当然，出于对辅助治疗的需要或对于那些不能耐受抗分枝杆菌药物治疗的患者，也可以考虑祖国传统中医中药治疗。建议患者可以去正规的中医医疗机构中专门从事感染性疾病治疗的中医科就诊，特别是找到有多年从事分枝杆菌感染中医中药治疗经验的医生就诊，根据患者个体情况制订中医中药辨证施治的方案，以真正起到提升宿主免疫力、抵抗病原菌的作用，并减轻患者单纯依靠抗分枝杆菌药物引起的各种不适，如食欲减退、恶心、呕吐等，以增加患者对治疗的依从性，从而提高患者的治疗成功率。

总之，在 NTM 病的抗菌治疗过程中，患者应与医生保持紧密联系，并按照医嘱进行规范的抗分枝杆菌药物治疗，定期进行检查和评估，根据病情需要，可以酌情使用中成药或中医汤药，以使病情得到有效的控制和管理。

63. 有没有治疗 NTM 病的偏方或者秘方？

咱们先看看什么是偏方和秘方？它们的历史渊源和 NTM 的"前世今生"。

偏方是祖先与疾病长时期的斗争过程中，不断"试错"发现的医学经验，是一种未经正规医学机构验证的中药方。在很多情况下，人们可能认为偏方更有助于治疗某些疾病或缓解症状。然而，偏方并不能替代专业医生开具的正规处方药物。战国时期的《山海经》中曾记载了一些药物的功效，例如"草荔……食之已心痛"，"沙棠……食之使人不溺"等。古时保存至今的医书和一代又一代人的口口相传，正是偏方流传至今的主要方式。这种在老百姓中流传的医学经验在中医药体系的形成过程中发挥着重要的作用。在《神农本草经》《本草纲目》《串雅全书》等医籍中，我们都可以看到民间医学经验的痕迹。但所谓"偏"与"正"相反，在民间流传的偏方基本都没有经过专业药品监督管理部门的论证或鉴定，更有甚者，有的偏方实际上并不科学，因此请勿盲目使用偏方，还是应该相信现代科学，多听听专业医生的建议。

什么是秘方？秘方是指奇秘或巧妙的方法，可以用来表示某种独特的药方或制药方法。在中医药学中，秘方通常指"古方"和"验方"两种医药概念。古方，主要指清朝以前的药和方，即按照中医药古籍记载的处方和药方开发出来的制药和诊断疾病的方法。验方，则是清朝以后的药和方，主要是指从事中医药学者，在临床实践中总结出来的制药药方、诊断疾病的方法和处方。我国古代有很多秘不外传的神奇方剂和技艺，往往在某些病症的治疗上有奇效，这些传奇的方法遍布宫廷与民间，被人们称之为"秘方"，是中医药文化源远流长的精华所在。在今天，仍有大量的古方广受流传，为人类的繁衍生存贡献着价值。

不管是偏方抑或是秘方，他们的神秘，也是今天我们众多中医学子苦苦追寻并乐此不疲的主要原因。以"江南诸师秘仲景要方不传"的说法为例，可知仲景要方曾在一个历史阶段被人认为就是秘方，若仲景的方书不公诸于世，肯定会是一本"医林秘籍"。但是，仅仅靠记住某一个方剂是远远不能解决临床上复杂多变的疾病情况的，真正专业有效的治疗，还需要医生学习和掌握怎样诊断疾病、怎样辩证和处方用药。

自 1882 年 Koch 宣布发现人结核分枝杆菌以来，就不断有发现 NTM 的报道。19 世纪末，已有人从临床标本中分离到 NTM。1954 年 Timple 和 Runyon 第一次系统地提出了分枝杆菌的分类，开创了 NTM 研究的起点。1979 年美国丹佛国际会议第一次阐述了 NTM 的流行病学、发病原因、分类学和分子遗传学。同年 Wolinsky 提出了 NTM 病的诊断标准，使 NTM 的研究更加深入。HIV/AIDS 的流行使 NTM 病的发病率迅速增加，进一步促进了医学界对 NTM 病的研究。NTM 对人和动物的致病性逐渐开始走进人们的视野。

可见，NTM 病还是一种相对"年轻"的疾病，而秘方、偏方则相对年代较为久远，两者并无过多交集。因此，目前并没有、也不可能有什么行之有效的所谓治疗的秘方或偏方。

64. NTM 肺病需要做手术吗？能不能做手术治疗？

是否需要手术不能一概而论。对于肺部以外的组织脏器发生的 NTM 感染，如皮肤/软组织、肌肉骨骼和淋巴结炎等，手术干预（如清创、切除和脓肿引流等）通常是治疗这些感染的必要和重要组成部分。但 NTM 肺病的治疗是非常复杂的，抗菌药物治疗仍然是目前的主要治疗手段；手术不是首选，而是作为全身治疗的辅助手段。对 NTM 肺病患者应谨慎采用外科手术治疗。

　　由于 NTM 对大多数的常用抗结核药物存在天然耐药,NTM 肺病的治疗时间较长、药物副作用大,常有患者中断治疗,造成病情容易反复、治愈率相对较低。NTM 肺病患者的肺部一般都有不同程度的支气管扩张、部分伴有空洞,患者可能反复咯血,内科治疗效果差;当空洞内含有大量的 NTM 时,NTM 又可能伴随咯血播散到肺的其他部位,造成进一步破坏。因此,在化学药物治疗 NTM 的同时,如果患者的肺部病灶很局限、适合手术治疗,手术也可能成为治愈患者的最后手段。

　　那么 NTM 肺病到底能不能做手术治疗呢? NTM 肺病能做手术,但不是所有的 NTM 肺病患者都能做手术。外科手术的目的,主要是通过切除病变组织来阻止疾病的进一步发展。患者出现下列情况时可以考虑手术治疗:①药物治疗效果不佳:占所有需要手术的患者的 40%~50%,是 NTM 肺病最常见的手术指征。什么是药物治疗效果不佳? 最容易理解的就是所用的抗 NTM 的药物治疗没有效果,肺部病灶还在加重,痰液培养 NTM 一直阳性或者转阴后又变成了阳性。②NTM 肺病患者出现反复咯血、反复感染,肺部有难以恢复的空洞、支气管扩张、曲霉球,可以考虑手术治疗。但是,需要联合心内科、胸外科、呼吸科、康复科、营养科等相关科室进行共同会诊,以排除手术禁忌,并为手术后的恢复提供有力的支撑。NTM 肺病患者往往病程长而肺功能有不同程度的损害,手术需要切除病变的肺组织,手术过程中需要全身麻醉,术前的评估非常重要,尤其是心肺功能检查,要保证心肺有足够的储备量。另一方面,营养评估可以为手术后恢复保驾护航。有多个研究报道称,辅以手术治疗可以改善 NTM 肺病患者的预后,并发症发生率低。在某些特殊情况下,通过手术成功切除病灶的患者,比仅仅使用抗菌药物治疗的患者预后更好。

65. 目前有没有新的治疗方法?

NTM 病的常规治疗主要是抗 NTM 药物治疗,但 NTM 总体耐药率高,治疗效果欠佳。近年来逐渐出现了一些新的治疗方法,主要包括以下几种。

(1)气道廓清治疗:NTM 肺病患者大部分合并支气管扩张,气道扩张后导致气道分泌物无法自行排出,气道分泌物的淤积又导致 NTM 感染无法彻底清除,炎症渗出进一步增加,结构破坏进一步加重,形成恶性循环。气道廓清技术可以有效减少患者气道内的分泌物,为 NTM 肺病的治疗提供了非常有力的支撑。

(2)外科手术治疗:适用于肺部病灶局限并且可以耐受外科手术的患者。患者的病灶局限于单侧肺,经过内科药物治疗效果不好,或者有反复感染、反复咯血等并发症时,可以建议外科手术治疗。术后需要继续抗 NTM 治疗至痰分枝杆菌培养阴转后1年。

(3)噬菌体疗法:这是治疗脓肿分枝杆菌肺病的新方法。噬菌体可以使治疗分枝杆菌的药物发挥更好的作用,该方法给了复发性和播散性脓肿分枝杆菌肺病患者新的治疗希望。但该方法是一种高度个体化定制的方法,推广应用还存在很大困难。

(4)吸入一氧化氮:一氧化氮气体(gNO)可以很好地清除脓肿分枝杆菌脓肿亚种,而且吸入给药是一种理想且安全的给药方法。目前研究还在探索阶段,使用支架分子来改善 gNO 在感染部位的传递和体内功效,以增加递送剂量,并控制气体的释放量。

(5)调节患者免疫系统的治疗:免疫治疗可以优化患者的免疫系统对 NTM 感染的防御,也为更加有效的治疗提供了可能的途径。例如,可以使用干扰素-γ(IFN-γ)来增强患者的免疫系统,小鼠体内模型表明 IFN-γ 治疗可以增强氯法齐明的杀菌能力。

（6）粒细胞-巨噬细胞集落刺激因子治疗：粒细胞-巨噬细胞集落刺激因子(GM－CSF)是肺泡巨噬细胞增殖和发挥免疫调节功能的关键因子，增加肺部 GM－CSF 浓度可能会改善治疗结局。使用吸入型重组人 GM－CSF 治疗囊性纤维化患者的 NTM 肺病，目前正处于临床试验阶段。

（7）疫苗接种：是治疗鸟分枝杆菌复合群(MAC)和脓肿分枝杆菌复合群感染的一种新方法。接种卡介苗疫苗诱导的免疫反应，可能成为预防或治疗 NTM 肺病的新方法。

（8）抗微生物肽治疗：抗微生物肽是高等生物免疫系统的关键元素，也是治疗 NTM 肺病的潜在候选者。单独使用抗微生物肽在体外对脓肿分枝杆菌表现出中等的抑制作用；然而，将抗微生物肽与抗生素联合使用就显著增加了其对 NTM 的敏感性。但目前缺乏使用抗微生物肽的安全性数据，还不能在临床实际应用。

（9）间充质干细胞治疗：间充质干细胞(MSC)可能改变宿主对免疫疾病的免疫应答，在脓肿分枝杆菌感染的治疗上存在潜力。MSC 用于治疗 MAC 感染，目前还处于研究阶段。

66. 当地配不到治疗需要的药怎么办？

NTM 病的治疗比较复杂，因为其治疗需要多种药物联合治疗，治疗时间、治疗的周期长，治疗过程中可能出现各种不良反应，并且在组成 NTM 病治疗有效方案中常包含一些新的特殊药物，当地医院并不具备开具的条件。此时我们该怎么办呢？以下方法有助于解决这种困难。

（1）对于诊断明确、治疗方案已稳定并且取得良好效果的患者，可以选择互联网医院线上复诊，线上完成复查，医生会利用空闲的时间看诊,给予专业的指导和诊疗意见。患者可以根据线上复诊的指导,选择正规的线上药房开具相关的药物。为了规范药品网络销售和药品网络交易平台服务活动,保障公众用药安全,根据《中华人民共和国药品管理法》等法律、行政法规,2022 年 12 月1 日,国家发布了《药品网络销售监督管理办法》,基于此办法保障了患者互联网购药的权益。在云端问诊的医生通过核查患者在医院就诊的病历和用药情况,与患者进行病情交流后,对患者进行在线诊断并开具线上处方单。患者对审核后的电子处方单进行在线支付后,药品将通过专业的第三方物流公司直接送到家中,让患者享受网络诊疗"一站式"服务,真正实现医患之间全程"零接触",优化就医流程,改善诊疗体验。再有,相关的其他线上正规医疗网站上也有类似合法合规的医疗服务。

　　(2)急危重症患者以及疑难病患者,仍然需要至上级医院就诊及专家面诊,进一步评估病情后,及时调整治疗方案。长期治疗方案确定且病情好转,无明显药物毒副作用时,再选择线上医疗服务,解决当地购药困难问题。

67. 在诊治其他疾病时发现了 NTM 肺病,需要转诊吗?

　　对于 NTM 肺病,大多数人可能都不甚了解,包括一些不是相关专科的医师,有时也容易混淆结核和非结核分枝杆菌(NTM)。NTM 肺病是指人体感染了 NTM,并引起了肺组织的病变。近年来,NTM 病呈快速增多趋势,已成为威胁人类健康的重要公共卫生问题之一。说到 NTM,很多人往往会谈分枝杆菌色变,以为自己是患了肺结核,而忽略了这个关键的"非"字;但从它的曾用名(例如:非典型分枝杆菌、无名分枝杆菌、机会分枝杆菌等)可以看出,它与结核分枝杆菌是有差异的。NTM 在环境中广泛存在,人或动物都可以从环境中感染 NTM 而患病，水和土壤是 NTM 病的重要传播途径。NTM 肺病并不在国家法定传染病范围内，而结核分枝杆菌引起的肺结核则属于国家法定的乙类传染病。

在综合性医院就诊、首诊以其他疾病为主要诉求的患者中，有哪些患者会是 NTM 肺病的高危人群呢？NTM 肺病的患病危险因素主要包括：有肺部基础疾病的人群，如支气管扩张、慢性阻塞性肺疾病、囊性纤维化、尘肺病、胸部肿瘤、过敏性支气管肺曲霉病及肺移植术后等；一些患有可能引起支气管纤毛运动功能受损的疾病的患者，如胃食管反流、类风湿关节炎、维生素 D 缺乏症及营养不良等；患有其他可能导致其免疫功能减低或抑制的疾病的患者，如糖尿病、HIV 感染或艾滋病、风湿系统疾病或其他需要长期使用免疫抑制剂或糖皮质激素的患者等；器官移植术后进行抗排异治疗的患者等。当患者原有呼吸系统疾病的症状加重或病情反复，在诊治其他器官/系统疾病的患者出现慢性咳嗽、咳痰、咯血等呼吸系统症状，或出现进行性乏力、纳差、消瘦等表现时，医生就应该建议患者做肺部 CT 检查，并对可疑患者进行进一步筛查。

已知在诊治其他疾病时又发现了肺结核或疑似肺结核都是应该及时转诊的。但若是在诊治其他疾病过程中又发现了 NTM 肺病，则要根据患者的具体情况来判断是否需要转诊。首先，NTM 肺病不是法定传染病，相关医师无需因担心其会传染给周围的患者而马上转诊。其次，NTM 肺病一般呈现慢性疾病过程，多数病程较长也比较隐匿，如果没有出现威胁患者生命的情况，通常也不需要建议立即转诊，最好先予诊治较为紧急的疾病，待原有疾病病情稳定后，再让患者到相关专科进一步诊治 NTM 肺病。当然，如果患者的 NTM 肺病明显进展恶化，例如出现了咯血、呼吸衰竭等情况，甚至表现出生命体征（呼吸、心跳、血压、体温）不稳定，则需要及时采取相应的积极治疗措施，在原有疾病已经趋于稳定的情况下及时转诊。普通民众出于对分枝杆菌肺病的不了解，在突然查到分枝杆菌时往往会产生恐惧和不安，相关医护工作者不仅要及时进行科普宣教、安抚患者的情绪，还要综合分析病情、判断是否需要转诊。

68. 在NTM病治疗期间发现了其他疾病怎么办?

NTM病患者在治疗过程中如果发现了其他疾病的存在，需要及时到医院就诊，根据不同的疾病由相关专科医生共同制订个体化的治疗方案。下面就谈谈我们在临床上经常遇到的一些合并疾病的处理措施。

(1) NTM病合并肺部恶性肿瘤。我们需要改善患者的抵抗力，加强营养。治疗的宗旨主要为：提高疗效、减轻患者的痛苦以改善其生活质量、延长其生存期。对于肺部恶性肿瘤，根据需要决定是否联合肿瘤科、胸外科会诊，结合患者肺部恶性肿瘤的大小、侵犯范围、细胞类型等具体分析选择综合治疗（例如手术、化疗、靶向治疗和免疫治疗等）。而针对NTM病，则应根据NTM病的治疗原则努力完成疗程。总的来说，与NTM病相比，肺部恶性肿瘤的危害更大些，因此要首先考虑恶性肿瘤的治疗。

(2) NTM肺病合并肺部感染。NTM肺病患者往往有支气管扩张、肺部多发空洞等，在抗NTM治疗过程中容易反复出现肺部感染。当NTM肺病与其他肺部感染同时存在时，一般需要予以积极治疗。肺部感染的治疗药物选择，原则上是根据痰培养的病原学及药敏结果，或是根据当时的病原学分子检测结果，选择合理的抗生素。需要特别强调的是，因为支气管扩张的不可逆性，肺部感染的病原微生物往往难以彻底清除，在治疗感染的同时，提高患者自身的免疫功能也非常重要。NTM肺病的抗菌治疗原则不变，但在选择药物时必须注意其与治疗肺部感染选择的抗生素之间的协同或拮抗作用，需要在专业医生的指导下进行。

（3）NTM病合并糖尿病。NTM病合并糖尿病时，两者会相互影响，血糖控制不佳会影响 NTM 病的治疗，而抗分枝杆菌的有些药物也会影响降糖药的治疗效果，两者可以造成恶性循环。因此，在 NTM 病与糖尿病同时存在时，必须同时治疗这两种疾病。由于糖尿病对 NTM 病的影响更大于 NTM 病对糖尿病的影响，因此在治疗中首先要积极控制好血糖，把血糖控制在一个合理的范围内，有利于抗 NTM 治疗的成功。糖尿病的综合治疗一般包括饮食控制、适当运动、口服降糖药、注射胰岛素等。当两病同时存在时需要注意的是：饮食控制可以适当放宽，总热量和蛋白质的摄入量应该较单纯的糖尿病患者多一些；运动要适当，以散步、打太极拳等不剧烈的运动为主，避免剧烈运动后血糖波动过大或咯血等不良事件的发生；降糖治疗应该首选注射胰岛素，争取尽快将血糖控制下来，以促进 NTM 病的好转和康复。NTM 病的治疗原则与单纯患有 NTM 病时一样。

（4）NTM 合并艾滋病：艾滋病是人类免疫缺陷病毒（HIV）所导致的慢性传染病，艾滋病患者可以继发 NTM 感染。诊断明确后需要在专业医生的指导下开展抗 HIV、抗 NTM 的治疗。艾滋病患者的 NTM 病抗菌治疗疗程比非艾滋病患者的要长，治疗应持续至其免疫功能恢复后至少 1 年，有的甚至需要终生服药。

（5）NTM 病合并肾功能不全：在治疗过程中如果发现肾功能不全，需要明确肾功能不全的病因，并注意排除药物因素导致的肾功能不全。有部分 NTM 病患者的抗菌治疗会使用氨基糖苷类药物，发生肾功能不全时需立即停用该药物。如果考虑是其他原因导致的肾功能不全，如高血压、糖尿病、慢性肾病等，则在积极治疗原发病的同时，要禁用有肾毒性的药物。

（6）NTM 病合并肝功能损害：NTM 病的患者在抗分枝杆菌的治疗中可能会发生肝功能损害。一些营养不良、老年患者，或长期饮酒、既往有肝炎病史的患者,在治疗中更容易出现肝功能异常。如果患者在治疗过程中出现恶心、呕吐、厌油腻、腹胀、食欲下降等情况,需要及时到医院检查肝功能。一旦患者出现了肝损害,根据损害的严重程度,在积极护肝治疗的同时,还需及时调整抗分枝杆菌的药物治疗方案。NTM 治疗的总原则不变。

总之,当 NTM 病治疗期间出现其他疾病时,需要综合考虑该疾病病情的轻重缓急,并评估其与 NTM 病之间的相互影响等,由相应的专业医生制订治疗方案,不可完全放任不管或避重就轻。

69. 患了 NTM 肺病又患了高传染性呼吸道疾病怎么办?

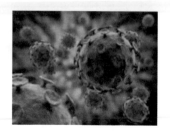

在高传染性呼吸道疾病(如 COVID-19、甲型流感、乙型流感等)流行期间,NTM 肺病患者很可能同时获得感染。老百姓关心的是这类人群被感染了怎么办?需不需要使用抗病毒药物?尤其当感染的是 COVID-19 时是否需要使用小分子药物?何时服用?小分子药物又如何选择?

NTM 肺病患者在可能感染高传染性呼吸道疾病时应及时到医院就诊,按照规定,有发热的患者必须在发热门诊就诊,筛查后如确诊感染,排除用药禁忌后可遵医嘱进行规范的抗病毒治疗。已知 COVID-19 感染后轻症患者可自愈,小部分患者症状加重可能在发病 1 周后出现呼吸困难和(或)低氧血症,严重者可快速进展为"大白肺",甚至呼吸衰竭。肺部有基础疾病的患者在感染后可能会导致肺部疾病快速进展,死亡风险增加。根据第十版"新型冠状病毒感染的肺炎诊疗方案",有重症高风险人群在确诊感染后,要早期干预,做到"关口前移"。所以,尚未治愈的 NTM 肺病患者若感染了 COVID‑19,建议尽早服用抗病毒的小分子药物;即使已经治愈、处在稳定期的 NTM 肺病患者,如肺部原有基础疾病、感染症状明显或有其他高危因素,也建议尽早使用小分子抗病毒药物。

小分子口服抗病毒药物通过直接抑制病毒复制来清除或抑制病毒,减轻临床症状,缩短病程,降低重症风险,最终降低住院和死亡的风险。因为是口服,比较方便。但是,我们强调小分子口服抗病毒药物一定要早期使用,越早越好,一般在感染 5 天内使用最好,5 天后使用效果大打折扣。小分子口服抗病毒药物种类很多,目前老百姓耳熟能详的是奈玛特韦片/利托那韦片,也有国产的先诺特韦片/利托那韦片组合包装。需注意的是这类药物不能与很多种类药物同时使用,如 NTM 肺病患者的治疗方案里有利福平,建议服用此类药物时暂时停服利福平,或者改为其他小分子药物,具体可至医院咨询专科医生。值得注意的是,如果患者其他合并症需要用药的,也要咨询专科医生能否合用。

预后与康复

70. 药物治疗能不能控制病情?

NTM肺病的药物治疗通常是可以有效控制病情的。一般而言,大环内酯类(克拉霉素或阿奇霉素)、利福霉素类(利福平或利福布汀)、乙胺丁醇、氟喹诺酮类(左氧氟沙星或莫西沙星)、利奈唑胺和阿米卡星等药物根据不同菌种进行规范的联合应用,可以达到抑制并消除分枝杆菌感染、减轻症状和促进病灶吸收的效果。大多数NTM肺病患者通过规范的药物治疗可以实现病情控制。

然而,NTM肺病的治疗有一些复杂,具有挑战性。很多NTM菌株对常用的抗分枝杆菌药物具有天然的耐药性,使得治疗变得非常困难。不合理组合的治疗方案或患者依从性差造成的不规则治疗也可能产生继发性耐药。耐药性的判断需要进行药物敏感性试验,并根据测试结果酌情调整治疗方案。在NTM高度耐药的情况下,可能需要使用更多种类的药物,或依赖较新的治疗手段,如联合使用新的抗菌药物,才可能控制病情。

此外,治疗NTM肺病的过程需要患者坚持完成具有规定剂量和时间的长程治疗。因为分枝杆菌增殖缓慢,治疗周期通常至少1年,有时甚至可能长达18～24个月之久,需要患者能够长期依从并规则使用治疗药物才能达到有效控制病情的效果。

总之，对于 NTM 肺病患者，规范的药物治疗是控制病情的主要手段。然而，个体差异、耐药性和治疗依从性等因素可能影响治疗效果。因此，建议患者在治疗过程中定期就诊，与医生保持及时的沟通和随访，遵循医嘱并定期进行检查和评估病情，以确保药物治疗的有效性和控制病情。

71. 治疗了以后病灶不吸收怎么办？

如果患者经过积极抗 NTM 治疗数月以后复查胸部 CT 发现病灶不吸收，通常建议采取以下措施。

（1）首先还是需要进一步确认诊断：明确患者目前的肺部病灶是否是由该种 NTM 感染导致，也需要进行相应的检查以进一步明确诊断和排除其他原因。

（2）如果诊断没有疑问，则需要重新评估治疗方案是否合理：与专业医生沟通当前使用的抗 NTM 药物治疗是否适当，是否需要调整治疗方案。可能需要延长治疗时间、增加药物剂量或更换其他可能更加有效的抗生素等。

（3）尽可能进行药物敏感性试验：进行分枝杆菌培养，将分离出的分枝杆菌菌株对不同抗生素进行药物敏感性试验。参照药敏试验结果，尽可能选择该 NTM 菌株敏感的药物进行治疗，以提高肺部病灶吸收好转的概率。

（4）完善患者的免疫功能检查：如果患者的免疫功能低下，将可能增加治疗的难度，因而需要评估患者的免疫系统是否正常。如有必要，可以采取措施改善患者的免疫功能，例如增加营养摄入、保持良好的生活习惯和进行适当锻炼等。

（5）评估是否需要手术干预：对于复杂病例，或者肺病病灶局限但又顽固、无法吸收的患者，可能需要考虑手术干预。手术的目的是去除难以治愈的病灶,以便得到更好的疗效。

(6)加强定期随访:NTM 感染的治疗通常需要较长时间,抗NTM 治疗后可能需要一段时间才能观察到病灶吸收好转。在治疗过程中,一定要定期进行痰检、临床评估和 CT 扫描检查等,以监测病情变化。

总之,NTM 肺病治疗后出现病灶不吸收的情况时,需要排除其他原因引起,重新评估治疗方案,尽可能取得药物敏感性试验结果,并考虑其他治疗手段的可行性(如手术干预)等。患者需要及时就诊与医生保持沟通,并按照医生的建议进行治疗和随访。

72. 医生说的"与 NTM 共存"是什么情况?

机体接触 NTM 后可能有几种状态:NTM 一过性存在,机体免疫反应消除了 NTM;NTM 侵犯支气管黏膜并引起了相应的免疫反应,但痰培养没有 NTM 生长;NTM 虽然在呼吸道内,但并未侵犯支气管黏膜,为 NTM 定植;NTM 感染已经导致机体相应组织、器官发生病变,即为 NTM 病。与 NTM 共存,可以是"和平共处、相安无事",也可以是"被逼妥协的无奈之举"。

大部分的 NTM 可以存在于环境中或人体内但并不导致疾病发生,只有少部分 NTM 在一定条件下可以致病。具体来说,在临床上,从痰液、尿液、粪便、皮肤等非无菌部位分离的 NTM 可能不致病,从活检标本、脑脊液、血液等无菌部位分离的 NTM 经常具有致病性。痰液标本 NTM 检测阳性但患者没有典型的胸部影像学表现,要考虑呼吸道定植和标本污染。痰液 NTM 检测阳性与NTM 肺病的关系为:符合 NTM 肺病的症状、胸部影像学特征和细菌学标准,分离出的细菌为鸟分枝杆菌复合群、脓肿分枝杆菌、堪萨斯分枝杆菌或苏尔加分枝杆菌及其他致病性NTM,可以确诊为NTM肺病;符合确定诊断的症状和影像学特征,但细菌学诊断依据不足(例如,仅一次痰培养发现NTM),考虑可能为NTM肺病;虽然分离出NTM,但不符合确诊或可能诊断的标准,或仅分离出不确定致病性的NTM,则不能诊断为NTM肺病。在诊断时还需要考虑NTM致病的区域性特征:在欧洲和加拿大,蟾分枝杆菌经常致病,但在美国,蟾分枝杆菌很少致病;胞内分枝杆菌在荷兰很少致病,但在北京经常致病。因此,分离出了NTM不一定意味着就是NTM病,要根据细菌类型、标本来源、影像学特征和地域来判断其临床相关性。

部分合并支气管扩张的NTM肺病患者很难获得真正意义上的痊愈,患者多数被迫与NTM处于共存状态。支气管扩张患者是NTM的易感人群,NTM肺病容易引起支气管扩张;NTM是支气管扩张患者的重要定植菌或致病菌,同时也可以加重支气管扩张的程度和范围,因此两者可以互为因果。此外,由于支气管扩张患者存在天然的屏障受损,其NTM肺病在抗菌治疗停药后转阳的可能性较高;在转阳的患者中,除了有内源性复发,还有大部分为NTM再感染。

因为各种原因无法启动治疗或无法实现细菌学治愈的NTM肺病患者,也只能与NTM处于共存状态。由于部分NTM肺病治愈率低,药物不良反应多(例如,药物性肝损害、骨髓抑制、胃肠道反应、过敏等),医师在启动NTM病治疗前还需要充分评估治疗的益处是否大于风险,需向患者充分交代病情,在患者充分知情的情况下,再决定是否启动抗NTM治疗。对于高龄、合并基础疾病的患者,治疗目的不再以痰培养阴转为主要目标,而应重点评估是否能延缓疾病进展和减轻患者症状。

73. NTM 肺病能不能治愈？

部分 NTM 肺病患者经过规范、合理的抗 NTM 方案治疗是可以治愈的。NTM 肺病患者需要在专科医师指导下应用合理的药物进行抗菌治疗。有研究显示，与非专科医师相比，治疗 NTM 的专科医师在病情判断、治疗方案制订以及患者治疗结局方面更有经验。抗生素是治疗 NTM 肺病的主要手段，但不同亚种导致的 NTM 肺病的治愈率差别比较大。

治愈并非是指肺部病变完全吸收。有些 NTM 肺病患者的肺部病灶是无法吸收的，比如支气管扩张形成的纤维化病灶、囊柱状扩张、肺部的结构性破坏等无法改变，当患者的肺部病变保持稳定，并且其痰液分枝杆菌涂片、培养均持续为阴性时，如果已经进行规则治疗并完成疗程，也可以判断为治愈。

鸟分枝杆菌肺病患者使用大环内酯类（克拉霉素或者阿奇霉素）方案治疗，一般 3～6 个月内临床症状得到改善，12 个月内痰分枝杆菌培养由阳性转为阴性。有研究指出鸟分枝杆菌肺病治疗成功率为 32%～65%，即使采用包括阿米卡星脂质体吸入型混悬浮液在内的多种抗生素和外科手术治疗，大环内酯类耐药的鸟分枝杆菌肺病预后仍较差。肺部有空洞、结节性/支气管扩张改变是鸟分枝杆菌肺病治疗效果不好的重要原因。胞内分枝杆菌肺病比鸟分枝杆菌治疗效果更差一些。

脓肿分枝杆菌复合群曾被研究者称为"抗生素治疗的噩梦"。近年来的研究报道显示，脓肿分枝杆菌复合群感染导致的肺病的治愈率有所提高。目前认为脓肿分枝杆菌复合群肺病的治疗效果与以下因素相关：一是感染的脓肿分枝杆菌复合群的哪个亚种，如马赛亚种比脓肿亚种的症状改善率、影像学改善率、痰菌阴转率均高，马赛亚种肺病的治愈率比脓肿亚种肺病的高。同时，脓肿分枝杆菌复合群脓肿亚种感染的患者治疗停药后的复发率为40％,马赛亚种的复发率为7％。二是脓肿分枝杆菌复合群肺病患者是否接受了手术治疗。对于痰菌持续阳性者,抗生素联合手术治疗的细菌学改善率(指痰菌阴转且持续一年以上)高于单纯抗生素治疗组。

利福平敏感的堪萨斯分枝杆菌肺病的常用治疗方案为联合应用异烟肼、利福平和乙胺丁醇,98％以上的患者可以得到治愈。部分堪萨斯分枝杆菌的临床分离株对异烟肼或链霉素耐药,但在含利福平的治疗方案中,这种耐药并不与疗效相关。如果发生利福平耐药,则需要对治疗方案作相应调整。

需要指出的是,虽然抗生素治疗是当前治疗NTM肺病的主要手段,但仍然有一部分患者仅仅使用抗生素治疗无法得到治愈,具有以下手术适应证的NTM肺病患者可以考虑选择外科手术治疗:药物治疗效果不佳,包括药物治疗无效或者治疗过程中病灶进展,药物治疗期间痰菌阴转后再次转阳;局部不能恢复的肺实质严重损伤,包括持续存在的空洞、支气管扩张、肺纤维化、肺结节、毁损肺、并发曲霉球等;出现了由于肺损伤导致的严重症状,包括咯血、反复感染等。手术前必须请外科专家经过严格的风险获益评估,进行手术时机、手术方式的讨论。

74. NTM 肺病怎样才能算已经治愈?

治愈是指完成抗NTM治疗并达到细菌学治愈和临床治愈的结果。临床上判断NTM肺病患者是否治愈,需要根据患者治疗方案的合理性、治疗时间、症状改善情况、胸部影像学改善情况以及痰菌阴转情况等综合评估。

经过合理、规范、足疗程的抗NTM治疗后,理想的治疗结果是:患者的咳嗽、咳痰、咯血、胸闷、气短症状明显减轻或消失;胸部CT 提示肺部空洞闭合或缩小,其他肺部病灶明显吸收、缩小,甚至完全消失不留任何痕迹,或者病灶局部纤维化、形成致密的瘢痕而痊愈或钙化。但是在临床实践中,由于患者常常合并肺部基础疾病,如慢性阻塞性肺疾病、肺结核、支气管扩张、囊性纤维化、尘肺病、肺部恶性肿瘤等,对判定 NTM 肺病病灶的活动性和吸收情况存在较大的干扰,甚至在治疗过程中由于合并肺部其他细菌、真菌感染而出现新的病灶等亦不罕见,从而影响临床对抗 NTM 治疗效果的判断。

评估疗效最主要的依据是呼吸道标本的细菌学检测结果。NTM 肺病的良好细菌学治疗结局包括培养阴转和细菌学治愈。"培养阴转"指的是在抗 NTM 治疗期间每间隔 4 周采集呼吸道标本,至少连续 3 次呼吸道标本培养均阴性,以第一次培养阴性的标本送检日期为培养阴转日期;"细菌学治愈"是指连续多次呼吸道标本培养阴性后直至治疗结束后未再有致病菌种培养阳性的结果。由于 NTM 广泛存在于人类生存的自然环境中,患者可能在停药后或治疗过程中再次感染,因此,客观评价治疗效果需要排除治疗过程中和治疗后的再感染,不能将外源性再感染视为治疗失败。

有专家建议 NTM 肺病的治愈标准为:抗 NTM 疗程结束时,连续多份呼吸道标本分枝杆菌培养阴性或未培养出致病性的NTM,并不强调随访期的痰分枝杆菌培养阴性。因此,评估 NTM 肺病的治愈率,重点关注的是治疗期间的痰分枝杆菌培养阴转情况,即关注患者停药时是否至少连续 3 次痰分枝杆菌培养阴性,且每次标本采集至少间隔 4 周,随访期的痰分枝杆菌培养结果不作为疗效评价依据。此外,由于部分 NTM 肺病治愈率低,需要使用痰培养阴转以外的疗效评价标准。对于 NTM 肺病的抗菌疗程一般建议持续用药至痰菌阴转后 12 个月,但是 NTM 肺病患者常常在治疗后无痰，或者因合并支气管纤毛上皮功能受损而排痰困难，无法界定痰菌阴转的确切时间。因此，临床上很难确定抗 NTM 治疗的疗程。

75. 为什么会出现 NTM 病治疗失败？

我国《非结核分枝杆菌病诊断和治疗指南（2020 年版）》将"治疗失败"界定为抗分枝杆菌治疗≥12 个月，细菌学阴转后又出现同一种 NTM 培养阳性 2 次及以上或痰分枝杆菌培养一直不能阴转。分析 NTM 肺病治疗失败的原因，可能有以下几个方面。

（1）致病菌株的耐药性：非结核分枝杆菌（NTM）菌株具有一定的耐药性，某些菌株可能对某些抗生素产生耐药性。如果患者感染的是耐药菌株，或者治疗期间出现了耐药性的变化，可能导致治疗效果不佳或完全无效。如大环内酯类药物是治疗鸟分枝杆菌复合群肺病的重要药物，患者感染的鸟分枝杆菌复合群如果对大环内酯类药物敏感，治疗成功率可以达到 80% 左右；如为耐药，治疗成功率仅为 15% 左右。除此之外，不同的 NTM 菌种对于抗生素的敏感性不同，也会影响治疗成功率。根据上海市肺科医院一项纳入 802 例 NTM 肺病患者的回顾性研究结果显示，脓肿分枝杆菌相较于鸟分枝杆菌复合群和堪萨斯分枝杆菌，对于抗结核药物的耐药程度最高，其治疗失败率也是最高的，可达到 63.9%；而相对最敏感的堪萨斯分枝杆菌肺病的治疗失败率仅 10.1%，胞内分枝杆菌的治疗失败率则为 35%。

（2）治疗方案不合适：选择不合适的抗生素或者使用的抗生素剂量不足，也可能导致治疗效果不佳。NTM 肺病的治疗需要根据患者的具体病情选择合适的抗生素组成治疗方案，并根据药敏试验结果调整剂量和疗程。

（3）存在不规范（或不规则）用药：患者在治疗过程中没有按照医嘱规定的时间、剂量和疗程进行用药，或者中途中断治疗，可能导致治疗失败。NTM 肺病的治疗通常需要较长时间的抗生素治疗，患者需要坚持用药，直至治疗结束。

（4）患者的免疫功能低下：免疫功能低下的患者更容易感染NTM，并且可能更难根除感染。一些患有基础疾病（如艾滋病、结缔组织病等）或正在进行免疫抑制治疗（如器官移植、白血病化疗等）的患者，其免疫功能较弱，可能导致治疗失败。

（5）潜伏感染：NTM 在环境中广泛存在，人们可能通过吸入空气中的 NTM 而感染。即使在治疗期间病情得到控制，NTM 仍然可能在患者体内潜伏，并在免疫力下降或其他诱因的作用下再次复发。这种潜伏感染也可能导致治疗失败。

（6）病灶清除困难：NTM 肺病病灶清除困难，有时需要进行手术干预。如果患者无法接受手术或手术效果不佳，可能导致治疗失败。

为了避免 NTM 肺病治疗的失败，医生需要根据患者的具体病情选择合适的抗生素，尽量取得药敏试验结果以确保治疗的有效性，患者也要积极配合医生的治疗方案，按照医嘱规范完成全程治疗并定期进行随访复查。

76. NTM 肺病何时可以停药？

总的来说，NTM 肺病抗菌治疗的停药时机应根据不同致病NTM 菌种及患者的身体状况、肺部病灶恢复情况等治疗效果来决定，一般原则上强化期 6～12 个月，巩固期 12～18 个月，在NTM 培养阴转后继续治疗至少 12 个月停药。符合以下 3 种情况时可考虑停药：①经过抗 NTM 治疗，患者咳嗽、咳痰、咯血、气促、发热、盗汗、消瘦等临床表现明显好转或消失；②肺部 CT 显示肺部病灶明显吸收好转，最后达到稳定，无明显坏死或急性渗出病灶，且没有病灶增多、增大等恶化进展情况，可以遗留支气管扩张、支气管狭窄、无法复张的肺不张、无法闭合的纤维化空洞等稳定的病灶；③痰液分枝杆菌培养、痰涂片抗酸杆菌检测阴转至少 12 个月。部分患者持续抗 NTM 治疗已达 2 年或 2 年以上，因无法治愈的肺部病灶（例如，无法闭合的纤维化空洞）等原因，病原学检查（痰液 NTM 培养等）无法阴转，如果患者临床表现及肺部病灶表现无明显加剧，也可以停止抗菌治疗。当患者无法耐受抗 NTM 治疗，在用药期间出现对多种药物严重过敏，或出现明显恶心、呕吐、纳差、乏力等不良反应严重影响其体质和生活质量时，如 NTM 肺病未达到威胁患者生命的严重程度，可暂时停药，尽量通过提升患者自身免疫力、中医药等辅助治疗来阻止病情进展。

具体而言，不同的 NTM 菌种，用药的种类和疗程可有所不同，停药指征也有所不同。

（1）对大环内酯类药物敏感的鸟分枝杆菌复合群：目前尚不清楚鸟分枝杆菌复合群肺病的最佳治疗持续时间。最近的一项系统综述报道，接受大环内酯类药物治疗至少 12 个月的患者，其治疗成功率高于少于 12 个月的患者。专家组的建议是，对大环内酯类敏感的鸟分枝杆菌复合群肺病患者在痰培养阴转后应继续接受至少 12 个月的治疗。治疗 6 个月后，痰 NTM 培养仍未转阴或病灶仍广泛的患者，应至专业医生处就诊。

（2）对利福平敏感的堪萨斯分枝杆菌：使用含利福平的治疗方案至少 12 个月的患者，治疗成功率更高。由于缺乏比较短期的治疗方案进行随机对照试验，尽管专家们都倾向于在痰液 NTM 培养转阴后继续进行 12 个月的抗 NTM 治疗，但还没有足够研究数据证明，治疗时间超过 12 个月可以预防复发。因此，专家组认为，堪萨斯分枝杆菌肺病治疗的疗程是 12 个月，而不是痰培养转阴后的 12 个月。由于在使用含利福平的抗 NTM 治疗方案 4 个月后通常能观察到痰液 NTM 培养转阴,如果到时候痰液培养未转阴,则应及时至相关专家处就诊。

(3)蟾分枝杆菌:目前尚不清楚蟾分枝杆菌肺病的最佳治疗周期,也不清楚治疗周期对疾病复发频率的影响。20 世纪 80 年代的两项研究发现,8/11 的患者在超过 18 个月的治疗时间后治愈并无复发;超过 9 个月治疗方案治愈的患者(11/23)比治疗持续时间较短的治疗方案(1/11)治愈的患者更多。抗 NTM 治疗时间<6 个月与较高的死亡率和复发相关。如果治疗持续时间延长,治疗结果会改善,但延长治疗周期会使得发生药物不良反应的风险增加,因此专家组建议,蟾分枝杆菌肺病患者在痰液 NTM 培养转阴后继续治疗至少 12 个月。

(4)脓肿分枝杆菌复合群:由于缺乏评估治疗持续时间的研究,目前尚不清楚脓肿分枝杆菌复合群肺病的最佳治疗持续时间。但专家组认为,在确定治疗疗程时,应考虑某些患者亚组,例如:结节性/支气管扩张性与空洞性疾病患者,不同脓肿分枝杆菌亚种引起的肺病患者,更重要的是菌株对大环内酯类和阿米卡星的敏感性。尽管治疗的最佳持续时间尚不清楚,但文献报道的脓肿分枝杆菌肺病患者治疗时间超过 12 个月。治疗的初始阶段通常包括肠外用药,随后是较长时期的口服用药阶段,有时也可选择抗生素吸入治疗。因此,专家组建议,在开始治疗前,应咨询脓肿分枝杆菌肺病患者管理方面的专家,以协助确定治疗周期。

如果经过长期治疗,NTM 肺病患者的痰菌(痰涂片和/或痰培养)仍不转阴,首次治疗的疗程可延长至 24 个月。疗程结束后,如果患者症状不明显、胸部影像学表现为病灶稳定者可不再给予抗 NTM 化学治疗,但可以继续进行提高免疫力、中药联合调理等治疗,随访观察。

77. NTM 肺病停药后需要注意什么?

NTM 肺病停药后,需要注意定期复查、主动提高免疫力、避免接触环境中的 NTM 等以尽量减少复发或再感染可能。

在完成 NTM 肺病治疗停药后,患者根据医嘱定期到专业的医疗机构就诊复查,既可以有效保持其支气管扩张等原有基础疾病的稳定,又可以及时发现复发或再感染,以免延误诊治、病情加重。

已知 NTM 感染后是否会发生 NTM 肺病,与患者体质弱、免疫力低下及肺部结构性疾病(如支气管扩张、肺结核后的肺损伤等)有直接关系。因此,在抗 NTM 治疗停药后,为了减少复发或再感染,患者要注意适量运动、锻炼身体,避免熬夜,注意饮食健康、营养均衡,主动提高机体免疫力,并尽量避免或减少导致肺损伤的各种危险因素。

由于 NTM 更多见于水或土壤污染,因此应加强个人及环境清洁的卫生意识。相应避免接触环境中 NTM 的主要措施为:平时需要多注意用水卫生,不要直接饮用自来水,需烧开后或净化后饮用,养成良好的卫生习惯;NTM 可存活于热水加热器及热水管道中,他们的存活温度为 50~55 ℃,若将热水加热器的温度提高至 55 ℃以上,则可明显降低 NTM 的细菌量;在水龙头和淋浴喷头安装细菌过滤器(孔径≤0.45 μm),过滤器需要定期更换,一般至少每 3 周更换一次,可减少 NTM 的感染;接触沼泽地、污水土壤时,以及从事畜牧养殖业、在腐生物环境中工作的人士,要戴上 N95 医用防护口罩,减少吸入 NTM 的概率。

78. 停药后会不会复发?

NTM 肺病经过规范的足疗程抗 NTM 治疗停药后,仍然会有一定的复发率,具体情况如下。

(1)患者体质较佳,免疫力也相对较好,经规范抗 NTM 治疗,一般治疗效果较好,如果肺部未遗留有明显结构性破坏病灶如支气管扩张、无法闭合的纤维化空洞、支气管狭窄、肺不张等,患者在治愈停药后不易复发。

(2)患者体质不佳,免疫力相对较弱,治疗效果尚可,经规范抗 NTM 治疗,患者的痰液 NTM 涂片和培养均为阴性,已经达到治愈的效果。但因为其前期的病程较长或其肺组织破坏严重,在达到停药标准时,患者的肺部仍遗留下无法吸收愈合的结构性破坏,如支气管扩张、无法闭合的纤维化空洞、支气管狭窄、肺不张等。停药一段时间以后,在患者抵抗力降低的情况下,患者的 NTM 肺病可能因为遗留病灶内的 NTM 再次大量繁殖或再感染新的 NTM 而复发。

(3)患者体质很虚弱,营养状况很差,并且免疫力低下,无法耐受抗 NTM 治疗的药物不良反应,无法完成规范的治疗。这些患者往往前期病程很长或者肺组织破坏严重,肺部遗留大量无法吸收或治愈的结构性破坏病变,如支气管扩张、无法闭合的纤维化空洞、支气管狭窄、肺不张等。如果痰液 NTM 涂片和(或)培养长期无法转阴,这类患者很难被治愈,即使治愈也可能短期内复发。被迫停止抗 NTM 治疗的患者,肺部病灶甚至可能持续增多、增大,病情逐渐加重。但假如患者能够积极增加营养、加强锻炼、增强体质、提高免疫力,也可能控制住病情,使病情和肺部病灶持续保持稳定,患者带病生存,可以保持基本健康状态。

79. 目前 NTM 肺病的复发情况是怎样的?

NTM 肺病是由 NTM 感染引发的肺部疾病,需要长期联合应用多种抗生素进行治疗,治疗方案根据不同的 NTM 菌种制订。治疗成功意味着 NTM 肺病的患者完成治疗疗程,临床症状得到改善,同时胸部影像显示肺部病灶有吸收,治疗后连续 3 次痰液内不再能分离培养到 NTM,每次至少间隔 1 个月以上。治疗成功率根据不同菌种也有差异,从脓肿分枝杆菌肺病的 34% 至鸟分枝杆菌复合群肺病的最高可达 88% 不等。

NTM 肺病的复发是指在治疗成功的 NTM 肺病患者中,再次出现咳嗽、咳痰、发热等临床症状,同时胸部影像显示肺部病灶增多,且痰分枝杆菌培养再次分离出 NTM 的情况,这种情况通常需要重新进行 NTM 肺病的治疗和管理。NTM 肺病的复发情况在不同研究和临床观察中有一定的差异,但总体上可以看出,复发是一个较为普遍的问题。以下是一些关于 NTM 肺病复发情况的观察和研究结果。

（1）复发率:NTM 肺病的复发率为 29%～40%。一项纳入全球 19 个脓肿分枝杆菌肺病临床研究的荟萃分析结果显示,脓肿分枝杆菌肺病的复发率可达 40%。而韩国学者追踪随访了 402 例治疗成功的鸟分枝杆菌复合群(MAC)肺病患者 9 年,发现有 118 例(29%)的患者出现复发,其中 65 名(55%)患者复发了相同的 MAC 菌种。在因相同菌种而复发 MAC 肺病的患者中分析比较第一次治疗以及复发的菌株的基因型,其中 26% 的复发患者是和以往相同菌种的内源性复发,74% 是属于外源性的再感染。在这项研究中也发现,复发主要和患者的肺部病灶是否存在支气管扩张相关,有支气管扩张患者的复发风险是肺部只有纤维空洞患者的 2.08 倍。

（2）复发发生的时间:NTM 肺病的复发通常发生在治疗结束后的数月至数年时间内。有研究发现,复发的中位时间为 10 个月。发生在完成疗程后 6 个月之内的 NTM 病复发,多数是由于患者体内同一细菌的"死灰复燃";而发生在完成疗程后 6 个月以后的 NTM 肺病复发,则多数是因为患者再度感染新的 NTM。

（3）耐药菌株与复发:一些研究发现,感染耐药菌株的患者更容易发生复发。耐药菌株可能对抗生素产生耐药性,从而导致治疗效果不佳或治疗失败。

（4）免疫功能低下与复发:免疫功能低下的患者更容易感染NTM,并且可能更难根除感染。一些患有基础疾病或正在进行免疫抑制治疗的患者,由于其免疫功能较弱,可能导致复发。

（5）环境暴露与复发:NTM 的感染与环境因素密切相关,如水源、土壤、空调循环系统内存在的 NTM 等。

80. NTM 肺病复发的常见原因是什么?

NTM 肺病的复发原因可能有以下几个方面。

（1）治疗不彻底:NTM 肺病的治疗过程较长,通常需要长时间的多种抗生素治疗,有时甚至需要手术干预。在治疗期间,如果患者因为各种原因而没有按照治疗方案完成治疗,或者治疗时间过短,都有可能导致病症或感染没有得到完全控制,从而导致复发。

（2）菌株的高耐药性:大多数的 NTM 菌株都具有一定的耐药性,某些 NTM 菌株甚至可能对大多数抗生素都耐药。如果患者感染的是高度耐药的菌株,或者 NTM 菌株在患者治疗期间出现了耐药性的变化,也可能导致 NTM 肺病的治疗效果不佳,甚至复发。

（3）患者的免疫功能低下:免疫功能低下的患者更容易感染NTM,并且可能更难根除感染。一些患有基础疾病(如艾滋病、结缔组织病等)或正在进行免疫抑制剂治疗(如器官移植、白血病化疗等)的患者,在其免疫功能降低的情况下,可能更容易复发。

（4）潜伏感染：NTM 在环境中广泛存在，NTM 通过呼吸进入人体后可以在呼吸道内定植。即使在治疗期间病情得到控制，NTM 仍然可能在患者体内潜伏，并在免疫力下降或其他诱因的作用下致病，导致复发。

（5）环境暴露：NTM 感染与环境暴露密切相关，如患者曾经暴露于水源、土壤、空调等环境中的 NTM。患者如果在完成抗NTM 治疗疗程后，依旧反复或持续暴露于环境感染源，也可能再次感染 NTM，导致复发。

降低 NTM 肺病的复发风险需要患者与医生的紧密配合。医生需要根据患者的具体情况选择合适的抗生素实施治疗，并进行药敏试验，以提高治疗的有效性。同时，患者应该按照医生的指导完成全程治疗，并定期进行随访；患者若能注意个人卫生、尽量减少或避免暴露在潜在的感染源中，努力保持免疫功能的健康状态，也有助于预防 NTM 肺病的复发。

81. NTM 肺病治愈后又出现咯血，是疾病复发了吗？

NTM 肺病的临床表现与肺结核相似，但起病更隐匿，可能会出现咳嗽、咳痰、胸痛、咯血等呼吸系统症状，以及疲乏无力、体重减轻等全身中毒症状。咯血是指从呼吸道中咳出带血或血色的痰液或血液，是 NTM 肺病的常见症状之一，也是导致患者就诊的主要原因之一。尽管如此，患者在 NTM 肺病治愈后又出现咯血，却并不一定意味着疾病复发。导致咯血发生的病因或诱因有很多，患者也有可能是由于其他原因引起的咯血，如肺部的其他疾病或感染。

首先，我们要明确什么是复发。复发一般是指疾病在治愈或缓解后，病情再次恶化或出现新的症状。对于 NTM 肺病来说，复发的判断标准是在治疗结束后 6 个月内,再次出现 NTM 的阳性培养或临床表现;如果是在治疗结束后 6 个月以上出现的,那就不能算是复发,而是重新感染。

其次,我们要找出咯血的原因。咯血可能是由 NTM 感染引起的,也可能是由其他原因引起的,如肺癌、支气管扩张、肺动脉高压等。因此,当 NTM 肺病患者再次出现咯血时,不能单纯地认为就是复发了,而要进行详细的检查,包括胸部 X 线检查、胸部 CT、支气管镜、支气管动脉造影等,以明确咯血的来源和程度,并排除其他可能的病因。

当然,在患者再次出现咯血时,我们首当其冲的还是要根据患者咯血的具体情况先进行相应的救治。如果咯血量不大(24 小时内咯血量<10 mL),患者无明显呼吸困难或低血压等危险征象,可使用适当的口服抗菌药物及止血药物治疗,个别中成药可能也有一定作用;患者后续可以选择在家中观察和休息,尽量减少活动,有病情变化时及时就诊或与医生联系调整用药方案。如果咯血量较多(一次咯血量>100 mL 或 24 小时咯血量>500 mL),或出现呼吸困难、低血压等危险征象,患者应立即到医院急诊就诊并接受相应的抢救,如输血、输液、止血药物、支气管动脉栓塞术等;若患者的确存在 NTM 肺病复发,则需加用相应的药物进行抗 NTM 治疗。

总之,NTM 肺病治愈后再次发生咯血,不一定就是复发了,需要及时至专业的医疗机构进一步诊治,由医生根据患者的具体情况进行判断和处理。

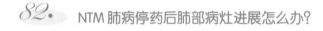

82. NTM 肺病停药后肺部病灶进展怎么办?

NTM 肺病患者在停药后发生肺部病灶进展,是指患者在停药随访期间,复查肺部影像学检查时发现肺部有新发病灶或原有病灶增多、增大或增浓。

停药后肺部病灶进展,首先要注意进行鉴别诊断。需要鉴别的疾病主要有:肺部又发生了其他病原体感染如真菌、病毒或其他细菌等;非感染性疾病如机化性肺炎、间质性肺病、自身免疫性肺病、肺泡蛋白沉积症,甚至肺部恶性肿瘤等。

如果经过鉴别诊断,临床考虑仍然是 NTM 肺病,还需要尽可能对分离到的菌株进行菌种鉴定或基因测序等进一步检测,以判断是原有 NTM 感染复发还是新发 NTM 感染,同时勿忘完善药敏试验。

对于肺部病灶局限于单侧的 NTM 肺病患者,接受过积极的内科抗 NTM 治疗但治疗效果不佳者,如果患者停药后发生肺部病灶进展,且经临床评估患者可以耐受手术,可以与外科医生讨论,考虑进行外科手术治疗。鉴于 NTM 肺病病情的复杂性,外科手术治疗必须慎重,建议应该在具有丰富的 NTM 诊治经验的治疗中心经过充分讨论和论证后进行。

83. 为什么已经治愈了还是有咳嗽、咳痰?

NTM 肺病治疗的目标是消灭体内的细菌,减轻肺部的炎症和损伤,修复患者受损的呼吸功能。咳嗽是肺部对异物或刺激物的一种自我保护反应,可以帮助清除呼吸道中的分泌物和细菌。咳痰是指呼吸道中产生的黏液,其中可能含有细菌、白细胞、死亡的组织细胞等。当肺部存在感染时,就会引起肺泡和支气管的炎症和损伤,导致呼吸道分泌物增多,从而引起咳嗽和咳痰。

NTM 肺病已经治愈了的患者可能还有咳嗽、咳痰症状,因为即使治愈了,也不能保证患者的肺部能够完全恢复正常,可能会留下一些永久性的肺部结构改变,如支气管扩张、纤维化、空洞等。

这些遗留下来的改变会影响肺部的正常结构和功能，容易积累呼吸道分泌物和灰尘，相应的也容易出现呼吸道堵塞和继发感染，从而导致患者咳嗽和咳痰的症状持续存在。另一方面，有很多 NTM 肺病患者在发病前已经存在慢性支气管炎、支气管扩张、慢性阻塞性肺疾病等慢性结构性肺病，在 NTM 肺病发病时出现咳嗽、咳痰症状加重，虽然在治愈后症状可以有不同程度的缓解，但是在慢性炎症持续存在或继发其他病原微生物感染时，仍然可以出现咳嗽、咳痰症状。

为了有效减少咳嗽、咳痰症状，NTM 肺病患者在治疗结束后除了定期检查和复查外，还需要注意以下几点：①保持良好的生活习惯，如戒烟、避免空气污染、保持室内空气流通等；②增强体质和免疫力，如适当运动、均衡饮食、充足睡眠等；③注意呼吸道卫生，如每天用温水漱口、鼻腔冲洗等；④及时处理呼吸道分泌物，如使用雾化器、排痰器等辅助设备等。如有必要，也可以服用一些缓解咳嗽和咳痰的药物，如止咳药、祛痰药等，但要在医生指导下使用，并注意不要过量或长期服用。

因此，NTM 肺病作为一种慢性肺部感染性疾病，即使已经治愈也常常会留下一些后遗症，如咳嗽和咳痰等，这些症状的存在不一定意味着复发或再次感染，但也不应忽视。患者在治愈后仍然应该保持良好的生活习惯、注意呼吸道卫生和及时处理呼吸道分泌物等。如有需要，也可以服用一些缓解症状的药物。同时，患者也要定期到专业的医疗机构进行检查或复查，以动态监测患者肺部的情况，尽量防止并发症的发生。

 NTM 肺病患者的照护者和家人有多大的感染风险？

NTM 肺病并不属于传染病，目前也没有确切的人传人的证据,所以 NTM 肺病患者的照护者和家人可以不用担心被患者传染;与 NTM 肺病患者密切接触者需要注意的是,与患者共同的生活环境和相似的生活习惯带来的 NTM 感染风险。NTM 广泛存在于水、土壤、灰尘等自然环境中,大部分为寄生菌,仅少部分对人体致病,属条件致病菌。通俗地讲就是,NTM 在机体健康或正常情况下并不致病,在机体抵抗力低下时才会导致疾病。所以,那些免疫力正常的人是不容易患 NTM 肺病的。NTM 肺病一般不会从动物传染给人或者人传人,但是人或动物都可以从环境中感染 NTM 而患病。

至于 NTM 在人与人之间传播的零星报道,目前为止仅见于某些囊性肺纤维化患者。有报道称,在囊性肺纤维化患者中可观察到脓肿分枝杆菌在人与人之间进行传播,而传播的可能原因是,患者通过吸入含有脓肿分枝杆菌的气溶胶或接触其污染物而被感染。包裹着细菌的气溶胶有的在自身重力的作用下能够很快沉降下来,而有的则可在大气中长期漂浮,其中直径 $<10~\mu m$ 的气溶胶更容易被吸入呼吸道造成机体损害。肺囊性纤维化患者由于其外分泌腺功能异常而导致支气管中的黏液增多,黏液阻塞支气管则使细菌更易生长繁殖,进一步造成肺和支气管的反复感染,继之引起肺囊性纤维化而严重损害肺功能。

存在以下免疫力低下情况者感染 NTM 的风险增加,应做好防护,避免去照护 NTM 肺病患者。①老年人:这类人群具有免疫细胞数量减少和免疫应答的能力下降的特点。随着年龄的增大,我们的胸腺开始萎缩,其辅助产生 T 细胞的能力迅速下降;造血干细胞随年龄增长而老化,产生免疫细胞 B 细胞的能力也随之下降;在免疫细胞数量减少的同时,老年人免疫细胞的活性也随着年纪的增大慢慢下降,同时抗氧化的能力下降,造成免疫系统对病原体的识别和攻击能力减弱,容易感染各种疾病;老年人还常常患有慢性疾病,如糖尿病、高血压和心脏病等,这些疾病不仅会削弱免疫系统的功能,还会导致炎症反应增加,进一步降低患者的免疫力。②有肺部基础疾病者:如肺结核、支气管扩张、慢性阻塞性肺疾病、囊性纤维化、尘肺病、原发性纤毛运动障碍、α_1-抗胰蛋白酶缺乏症、过敏性支气管肺曲霉病、胸廓畸形、胸部肿瘤及肺移植术后等。③长期使用免疫抑制剂者:例如吸入型糖皮质类固醇、肿瘤坏死因子-α抑制剂、器官移植后使用的免疫抑制剂、肿瘤化疗药物等。④免疫受损人群:HIV感染、艾滋病、携带抗γ干扰素自身抗体的自身免疫性疾病、遗传性巨噬细胞和树突状细胞缺陷性疾病及肿瘤患者等。

所以,如果NTM肺病患者的家属或照护者自身的免疫力正常,则无需对NTM肺病产生恐惧心理。

85. 怎么降低感染NTM的风险?哪些环境"危险"因素与NTM肺病相关?

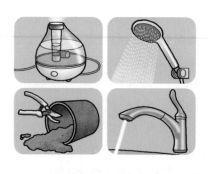

感染NTM的"危险"因素除了宿主自身的因素、药物因素,还有环境因素。曾经有研究者在自来水系统中分离出鸟分枝杆菌复合群、蟾分枝杆菌、耐热分枝杆菌、耻垢分枝杆菌、猿分枝杆菌和缓黄分枝杆菌等,这些NTM菌种对消毒剂及重金属具有一定的耐受性,可长期存在于自来水系统中。还有一些NTM菌种对热非常耐受,甚至能够长期存在于45~55℃的热水环境中。例如"热浴盆肺病"就是由鸟分枝杆菌引起的肺部过敏反应造成的。"游泳池肉芽肿""养鱼人肉芽肿"则是海分枝杆菌暗中作祟的结果,尤其是在夏天钓鱼、吃鱼的季节,不少人在收拾鱼、鳖或虾、蟹的过程中不小心被刺破手指,如若伤口迁延不愈,则要考虑有 NTM 感染的可能。近年随着医学美容的兴起,医美术后发生局部或播散性脓肿分枝杆菌感染的报道也不少。

想要降低感染 NTM 的风险,我们需要生活规律、饮食健康、注意提高自身抵抗力、减少与环境中细菌的接触,这些都是预防 NTM 的关键。具体还可以采取以下措施:①预防医源性感染。建议到正规的医疗机构进行美容、整形、针灸、口腔科有创治疗等。对于医疗机构和医务工作者来说,应切实做好手术器械、注射器具及其他侵入性医疗用品的消毒灭菌工作。进入人体组织和无菌器官的相关医疗器械、器具及用品必须达到灭菌水平,接触皮肤、黏膜的相关医疗器械、器具及用品必须达到消毒水平。对耐高温、耐高湿的医疗器械、器具和用品应当首选压力蒸汽灭菌,应尽量避免使用液体化学消毒剂进行浸泡灭菌。同时,快速压力蒸汽灭菌仅在应急情况下使用,不应作为常规手术器械的灭菌方式。使用的消毒药械、一次性医疗器械、器具和用品应当符合国家有关规定,一次性使用的医疗器械、器具和用品不得重复使用。医务人员在有创操作中应当遵循无菌技术操作规程,医疗机构应规范使用医疗用水、无菌液体和液体化学消毒剂,防止二次污染。各种抽吸的输注药液或者溶媒等开启后应当注明时间,规范使用,并避免患者共用。无菌液体开启后超过 24 小时不得使用。同时应认真做好使用中的液体化学消毒剂的浓度监测。②重视在日常生活中的防护。有慢性肺部疾病的患者,应少去人多聚集的地方,出门时做好个人防护,戴口罩、注意手卫生等。使用室内游泳池、室内加湿器和淋浴器、花园农田里有尘土飞扬时也要注意防护。定期清理屋顶水箱,预防水源污染。③渔民工作时需要避免皮肤暴露,应注意个人防护,在劳作时规范穿戴工作服及防护器具,及时清洗暴露部位。④对于 HIV 感染或艾滋病患者,可以考虑预防性使用抗生素治疗,以减少发生播散性鸟分枝杆菌复合群(MAC)感染的可能。CD4$^+$ T 细胞<50 个/μL 的 HIV 感染或艾滋病患者均需进行预防性治疗,尤其是有机会性感染病史的患者。

86. 怎么提高 NTM 肺病患者的生活质量?

NTM 肺病患者通常具有肺部的基础病变,如肺气肿、支气管扩张等,这些肺部的病变一旦形成通常终生存在,不同程度地影响着 NTM 肺病患者的生活质量。目前,没有任何药物或手术可以完全治愈或逆转肺气肿、支气管扩张等所造成的肺部损伤。因此,对于 NTM 肺病患者来说,想要提高生活质量,最重要的还是早做预防和早期诊断。以下是一些可以有效提高 NTM 肺病患者生活质量的建议。

(1)戒烟。吸烟会引起支气管和肺泡的持续刺激和损伤,增加患上慢性阻塞性肺疾病和肺癌的风险。如果已经吸烟多年,请尽快戒掉这个坏习惯,并避免被动吸烟(俗称"二手烟")。电子烟已经被证明可能会带来其他潜在的危害,不建议作为戒烟期间的替代手段。

(2)保护呼吸道。应尽可能避免接触已知的过敏原或刺激物,如花粉、灰尘、动物毛发等。每年春暖花开时,空气中的飞絮也很多,建议在出门时佩戴口罩或鼻罩,以减少对呼吸道的损害。同时还要注意空气质量,无论在室内还是室外,都要避免长时间处于污染严重或通风不良的空间内。

(3)正确接种疫苗、及时治疗呼吸道感染。可以主动咨询医生,根据医生的建议,决定是否需要每年接种流感疫苗和感染性肺炎疫苗,并且及时诊断和治疗呼吸道的其他各种病原菌感染。

（4）增强体质。适当地进行运动可以显著增加心肺功能,提高身体抵抗力和免疫力,预防病原菌感染和支气管炎发作。大家可以选择适合自己的运动方式,如散步、游泳、打太极拳等,并坚持每天锻炼半个小时以上。

（5）健康饮食。合理地安排饮食结构不仅可以提供身体所需的各种营养素,而且能够帮助维持正常的新陈代谢水平。具体而言,可以适量多吃一些富含蛋白质、维生素和钙质等有益于呼吸系统健康的食物,如牛奶、鱼类、豆类、水果、蔬菜等,并且少吃或者尽量避免摄取那些油腻、辛辣、甜食等刺激性食物。还要注意主动、适当增加饮水量(注意,不能以饮料、茶叶水或者咖啡等代替普通的饮用水),这既有利于滋润呼吸道和缓解咳嗽,稀释和排出痰液,也有助于促进排泄、减少治疗药物的毒副作用。

（6）心理支持。NTM 肺病患者在长期治疗过程中也可能会出现焦虑、抑郁等心理问题。因此,提供相应的心理咨询和恰当的心理支持是非常必要的。①我们需要理解患者的感受和经历,接纳他们的情绪反应,这是建立良好治疗关系的基础;②向患者及其家属科普、宣传关于 NTM 肺病的相关知识,帮助他们理解该疾病的性质、治疗方法和预后;③教授患者一些应对策略,例如放松技巧、呼吸练习和积极的心理暗示等,以帮助他们学会如何管理和缓解患病带来的焦虑与压力;④鼓励患者积极参与相关的社区活动或支持团体,与其他患者分享经验,互相学习和支持;⑤如果需要,可以推荐患者寻求专业心理咨询师的帮助。

（7）对于呼吸功能受损的患者,康复训练和家庭氧疗也是非常提倡的。对于已经患有轻度或中度肺气肿的人来说,康复训练可以减轻呼吸困难、改善生活质量,并能延缓病情进展。康复训练主要包括缩唇呼吸和腹式呼吸。①缩唇呼吸是一种可以锻炼肺功能的呼吸训练方法,有助于减少肺泡的残余空气量,防止肺泡塌陷:首先用鼻子正常吸气,同时默数 1、2,再用口呼气;注意呼气时口形要像吹口哨那样,同时发出"呼"的声音,尽量把肺泡中的气体都呼出去;15 分钟 1 组,每天坚持做 3 组。②腹式呼吸是一种利用膈肌来进行深层呼吸的方法,可以增加有效通气量:采取一个舒适的姿势,坐着或躺着都可以,两手分别放在胸部和腹部;然后用鼻子缓慢深吸一口气,感觉到腹部隆起,胸部不要动,接着用嘴巴缓慢地呼出气体,并将腹部收缩至最小;10 次左右为 1 组,每天做 3 组。随着病情的发展,肺的气体交换功能越来越低下,已经无法满足身体对氧的需求,患者稍一活动甚至在休息时也会感到气短、呼吸费劲,这时候就需要长期进行家庭氧疗。患者需要在家中自备制氧和(或)吸氧仪器设备,每天吸氧 15 小时以上。对于病情比较重的患者,家庭氧疗能够提高其生存率。

（8）定期检查。患者应该定期到专业的医疗机构进行体检和呼吸功能检查。

87. NTM 肺病能预防吗?

NTM 肺病是可以预防的。

由于 NTM 菌株大多来源于人们的生活环境中,研究表明:减少对 NTM 菌株的环境暴露,可降低初次感染和治疗后复发的风险。NTM 菌株的环境暴露主要包括:房屋灰尘、花园土壤和水源(包括淋浴喷头、水槽龙头、室内游泳池、热水浴缸、加湿器等)。所以平时应密切关注环境-人传播途径,养成良好的生活习惯,重视对家庭用水和饮用水、通风系统、养植物土壤等环境中 NTM 的污染问题,积极消毒处理,防止环境到人的传播。

另外,NTM 肺病患者的典型特征是低体重指数(BMI)和体重减轻史,低 BMI 和体重减轻史与 NTM 肺病的发病和传播、影像学评分的严重程度,以及不良预后和复发都有关联。对于低 BMI 和(或)有体重减轻史的患者,尤其是老年患者,可考虑进行营养评估,并给予适当的营养支持治疗,提高 BMI 和免疫功能,对预防 NTM 肺病有一定帮助。

88. 可以通过"吃什么"预防 NTM 肺病吗?

NTM 肺病是由 NTM 机会性感染引起的肺部疾病。虽然目前还没有发现什么特定的食物可以直接预防 NTM 肺病,但是通过科学而健康的饮食,保证身体所需的各种营养素,以增强机体对分枝杆

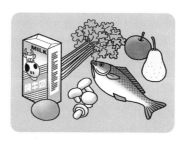

菌的抵抗力,还是可以降低发生 NTM 肺病的风险的。以下就是一些可以帮助我们预防 NTM 肺病的食物和饮食建议。

(1) 多摄入富含抗氧化剂的食物:抗氧化剂(如维生素 C)可以帮助我们抵抗来自自由基的伤害,从而提高机体的免疫力。既容易获得又富含维生素 C 的食物主要是各种新鲜的水果和蔬菜,如柑橘类水果(如橙子、柠檬、柚子)、草莓、番茄、红椒等。建议我们每天都要摄入足够的维生素 C,除了主动食用这些蔬果,有时也可以通过进食或输入富含维生素 C 的营养补充剂来实现。

(2) 注意适量摄入维生素 D:维生素 D 对于维持免疫系统的正常功能至关重要。它可以帮助身体吸收钙和磷,增强免疫细胞的活性。富含维生素 D 的食物主要包括鱼类(如鲑鱼、鳕鱼、沙丁鱼)、蘑菇、鸡蛋黄等。此外,经常晒太阳也很重要,每天适度暴露在阳光下也能促进维生素 D 在人体内的合成与活化。

（3）适量摄入优质蛋白质：优质蛋白质是人体必需的营养素之一，可以提供身体所需的氨基酸，是维持人体免疫系统正常功能所必需的物质。建议适量摄入含有较多优质蛋白质的食物，主要包括鱼类、禽类、蛋类、豆制品和低脂奶制品等。

（4）增加纤维摄入量：高纤维饮食有助于维持肠道健康，促进消化和排便，通过保持肠道健康可以增强身体对分枝杆菌等病原体的抵抗力。富含纤维的食物主要包括全谷类食物（如燕麦、全麦面包、糙米）、豆类（如豆腐、豆浆、红豆、绿豆）、蔬菜（如胡萝卜、芹菜、菠菜）和水果（如苹果、梨、莓类水果）等。

（5）饮食多样化：建议每天进食的食物要多样化，这样可以保证人体摄取到各种不同的营养素，从而增强机体的免疫力。根据营养学家的建议，我们每天的饮食都要包含五大类食物，即谷类、蔬菜、水果、肉类和乳类。

（6）避免过度饮酒和吸烟（包括二手烟）：酒精和烟草都会削弱人体的免疫系统。通过限制酒精摄入、不吸烟，并尽量避免与吸烟者长时间接触，可以降低感染的风险。

89. 怎么才能提高 NTM 肺病患者的免疫力？

NTM 肺病患者肺部常有结构性改变（如慢性阻塞性肺疾病，支气管扩张，肺囊性纤维化等），局部免疫水平下降；长期慢性感染导致身体的消耗也可以引起全身免疫力下降。免疫力低下特别容易导致 NTM 病情反复和合并其他感染的发生，所以增强自身免疫力非常重要。

想要提高 NTM 肺病患者的免疫力，我们可以从以下几个方面着手。

（1）生活习惯：患者首先必须养成良好的生活习惯，不抽烟、不喝酒、不熬夜;身体状况允许的情况下进行适当锻炼,每天可以散散步,做做操,做一些力所能及的家务等,提高身体的素质;保证充足的睡眠时间,早睡早起;注意保暖,必要时戴口罩、勤洗手,避免反复感冒、着凉。

(2) 饮食习惯:日常生活中,大家都想知道吃什么能够提高免疫力,海参? 人参? 虫草? 其实饮食均衡才是保证身体各项机能正常运行,特别是维持免疫力的基础。首先要多吃蛋白质含量高的食物(如蛋类、肉类等);纤维含量高的食物(如蔬菜、水果、豆类和各种粗粮等),能促进胃肠道的蠕动;不吃辛辣的食物,油炸上火的食物也少吃;限制各种饮料、加工肉类的摄入等。

(3) 注意心理健康:乐观的心态可以更好地维持自身免疫力。心理压力大也会导致免疫系统防御功能下降。NTM 肺病患者需要长期服用大量药物,但往往治疗效果不佳且药物副作用大,很多人会出现焦虑、抑郁。所以一定要调整好个人的心态,积极进行心理疏导,及时消除不良情绪,必要时可以选择药物干预。多参加一些社交活动,培养一些兴趣爱好,尝试在其中找到满足感和成就感,多买些自己爱吃的食物,多看看有趣的书或者电视节目,愉悦心情,提升生活的幸福感。

(4) 中医治疗:中医认为,提升免疫力是一个系统工程,不是一方一法就可以解决的,要采取因人、因地、因时的辨证策略。治则治法有很多种,每一种治法都有各自的适应证,针对的都是不同的体质状态。比如针灸,是中国传统医学特有的治疗疾病的手段。它是一种“内病外治”的医术,是通过经络、腧穴的传导作用,以及应用一定的操作手法,来治疗全身疾病。通过疏通经络来促进气血运行和调节脏腑气血,激发和固护脾肾的功能,使人体先天之本肾及后天之本脾都得到很好的顾护,调和阴阳,达到扶正祛邪的目的。免疫力低的人可以提升,免疫力亢进的给予抑制,起到双向调节的作用。有研究表明,针刺可以促进 T 细胞活化增殖、分泌细胞因子,增强细胞杀伤作用,从而促进 T 细胞介导的免疫反应,增强机体的免疫应答。是不是很神奇?其实这就是中医所追求的"中正平和"的身体状态,在这种状态下,人的身心都会非常舒适健康。还有泡脚、艾灸、刮痧、推拿等"绿色"物理疗法,都有助于提高免疫力,保持健康的体魄。

(5) 免疫调节药物:比如胸腺肽、脾氨肽、白介素等,需要有专业医生评估是否可以使用。

90. NTM 肺病患者感冒了怎么办?

NTM 肺病是肺部的慢性感染性疾病,患者往往病程很长,治疗时间也较长,患者在患病期间发生感冒的情况也比较常见。如果 NTM 肺病患者感冒了,我们需要采取一系列的措施来缓解症状、减轻不适并促进感冒尽快康复,以免感冒病情迁延影响 NTM肺病的诊治和预后。

(1) 密切观察症状:注意观察患者是否出现发热、咳嗽、鼻塞、流鼻涕、喉咙痛等感冒症状,及时发现病情进展情况并采取适当的治疗措施。

(2) 注意休息:患者在感冒期间应该注意保证充分的休息,避免过度劳累,这有利于身体抵抗病毒。保持充足的睡眠,也有助于加快感冒的康复。

(3) 补充液体:在感冒时,患者的身体容易失水,因此需要多喝水或其他清洁的液体(如温开水、果汁等),以保持体内的水分平衡、促进排出毒素。但是要注意避免刺激性的饮料(如咖啡、酒精等)。

(4) 饮食调理:感冒时适当调整饮食结构也有助于增强免疫力。建议摄入富含维生素 C 的食物,如柑橘类水果、红椒、草莓等,以帮助提高免疫功能。此外,还可以适当增加蛋白质的摄入,如禽类、鱼类、奶制品等,有助于组织修复和抵御病毒。避免油腻和刺激性的食物,如辛辣食物、煎炸食品等,以减轻消化负担。

（5）保持良好的手卫生:感冒是通过飞沫传播的,因此要求患者和照护者保持良好的手卫生。打喷嚏或咳嗽时,正确使用纸巾或用手肘遮住口鼻,避免用手触摸眼睛、鼻子和口腔,有助于减少病毒传播。勤洗手,使用洗手液或含乙醇的手部消毒剂,以杀灭病毒。

（6）避免交叉感染:感冒是一种传染病,要避免将病毒传给其他人。患者应尽量减少与他人的密切接触,尤其是老年人、小孩和免疫系统较弱的人。在家庭中,可以考虑患者佩戴口罩。房间保持室内空气流通,定期开窗通风,有助于排出病毒和细菌,预防交叉感染。感冒期间应尽量避免外出,减少与他人接触,以免传播病毒给他人或被其他病原体感染。

（7）控制感冒症状:如果患者出现感冒症状,应立即采取措施减轻不适。除了饮用充足的水,保持身体水分以缓解喉咙不适之外,还可使用盐水漱口和盐水喷雾,可以缓解喉咙痛和咳嗽症状;盐水喷雾可以帮助排出鼻腔积聚的黏液。控制体温:如果有发热症状,可以使用退热药物来缓解症状。记住要按照医生或药品说明的剂量使用药物,并遵循用药时间的建议。

（8）及时就诊:需要注意的是,由于NTM肺病患者的免疫系统通常较弱,他们可能对感冒症状更敏感,也更容易引发并发症。因此,在感冒期间,他们常常需要额外的关注和保护。如果感冒症状加重或持续时间较长,建议患者及时就诊或联系医生。医生可以根据患者的具体情况提供进一步的建议和治疗方案。同时,患者也应遵照医嘱进行治疗,并定期复诊。如果感冒症状持续恶化、出现呼吸困难、持续高热或其他严重症状,应立即就医寻求专业帮助。

91. 怎样能减少NTM肺病患者发生其他感染的风险?

病毒、细菌、支原体和衣原体等病原体都可以通过呼吸道侵入肺部导致感染。呼吸道传染病可通过咳嗽、打喷嚏等喷出的带有病菌的飞沫或飞沫核进行传播,部分也可以通过接触被患者排出的病原体污染的物品而感染。轻者仅引起上呼吸道(鼻咽部)的症状(如咽痛、流涕等),有的则会引起较为严重的疾病,包括支气管炎、肺炎和急性呼吸窘迫综合征等。由于NTM肺病患者的肺部结构性改变和纤毛清除黏液的功能减弱,普通的上呼吸道感染很容易向下蔓延引起支气管炎或者肺炎,导致咳嗽、咳痰症状加重,甚至出现胸闷、气促、呼吸衰竭,严重者危及生命。NTM肺病患者若想减少发生其他感染的概率,有以下几点建议。

(1)居家时经常开窗通风,吃住分开:若无法避免与其他呼吸道感染者共同居住时,要勤开门窗,保持室内空气流通、减少和抑制病原体繁殖;饮食起居分开,在家庭公用区域戴好口罩。

(2)不去人群密集、通风不良的场所:在传染病流行期间,不去人流密集和空气不流通的公共场所,比如超市、医院、商场等。尽可能地降低接触致病原的可能性,出门时一定要做好防护并佩戴好口罩,降低感染风险。

(3)加强自我保护意识:养成良好的个人卫生习惯,生活用品勤消毒。勤洗手、勤洗澡、勤换衣、勤晒衣服和床单、被褥等;双手在触摸了电梯、门把手等公共场所的物品后不要触摸脸部,以避免病原体通过口鼻或者眼部黏膜进入人体。

(4)保持警惕性:一旦周围有人出现发热、咳嗽等症状应注意与其保持一定距离,必要时主动提醒其及时就医诊治。

(5)增强体质:适当锻炼(每天可散步),多晒太阳,多吃蔬菜水果、多喝水,保持营养均衡,同时要保证充足的睡眠,注意劳逸结合,避免过度劳累。

（6）接种疫苗:在疾病的缓解、稳定期可以考虑接种疫苗。接种疫苗是预防、控制乃至消灭传染病最经济安全的有效手段,可以有效减少一些传染病带来的健康损害。

92. 为什么NTM肺病患者需要警惕真菌感染?

NTM和真菌均为条件致病菌,可在健康人呼吸道内定植而不致病;当出现局部或全身性感染、机体免疫防御机制受损时,两者均可以导致疾病。NTM肺病患者多存在结构性肺病基础,如患者长期处于抗生素、糖皮质激素的治疗中,机体的微生态平衡被打破、免疫功能受损,就容易发生真菌感染;如果是空洞型的NTM肺病,其肺结构的改变为真菌的定植和生长提供了有利的环境,也更容易继发真菌感染。因此,NTM肺病患者需要警惕真菌感染。但是其是否会发生真菌感染,还要考虑多种感染危险因素的影响进行综合分析,接下来讲一下主要的危险因素。

（1）免疫功能低下:如果患者存在明确的免疫系统功能受损的情况,例如HIV感染、器官移植、化疗或免疫抑制药物治疗或者糖皮质激素治疗等,NTM肺病合并真菌感染发生的风险就会增加。

（2）长期的抗生素治疗:长期使用抗生素(尤其是广谱抗生素)可能破坏肺部正常微生物群落导致菌群紊乱,增加真菌感染致病的风险。

（3）长期慢性肺部疾病:患者原有的长期存在的肺部慢性疾病(如支气管扩张、肺纤维化或肺囊肿等)也是合并真菌感染的危险因素。

（4）长期接触环境污染物：患者长期暴露于含有真菌的环境中，如潮湿、发霉的环境，以及饲养鸟类等宠物的环境，也可能增加NTM合并真菌感染的风险。

（5）某些基础疾病：患有糖尿病、贫血、慢性肾病等慢性疾病的患者，如果得不到及时有效的治疗，身体的各个器官和功能将会受到不同程度的损伤，也会增加真菌感染的发病概率。

虽然这些因素可能增加真菌感染致病的可能性，但并不意味着所有受到这些因素影响的人都会发展为合并真菌感染的情况。具体的感染风险会因个体差异而有所不同。如果您有特定的医疗问题或担心合并真菌感染的风险，请咨询专业医生进行评估和建议。

93. NTM肺病患者能生育吗？

大部分NTM肺病患者是可以生育的，但是也要根据患者自身的情况个体化分析。对女性来说，目前没有NTM肺病患者合并妊娠相关的文献报道，因为NTM与结核分枝杆菌复合群在菌体成分、抗原上多具有共同性，NTM肺病与肺结核无论是临床表现、病理表现、影像学表现及治疗药物都较相似，我们不妨借鉴肺结核患者合并妊娠的相关文献来回答这个问题。

妊娠伴活动性结核病与孕产妇和胎儿不良结局的风险显著增加有关，包括产妇发病率、流产发生率、早产和低出生体重发生率等都会增加。妊娠期的免疫变化，可能会增加对结核病的易感性（如抑制辅助性T细胞促炎反应）。而治疗分枝杆菌的药物多数可能会导致胎儿畸形或者发育不良，因此不建议在NTM肺病治疗期间主动生育，在备孕前最好完善相关检查，排除肺部疾病。

那么治疗期间意外发现怀孕或者妊娠期间确诊了NTM肺病

怎么办呢？在充分告知患者本人及家属 NTM 肺病合并妊娠的风险后，仍然要求继续妊娠的，我们也借鉴结核病合并妊娠的分阶段处理原则进行处理，不同的是抗结核治疗是必须的，而抗 NTM 治疗可以根据患者病情轻重酌情启动。若病灶较局限，可继续观察随访、暂不需要启动治疗的，可充分休息和密切观察；若随访过程中病情进展或患者本身病情较重或合并肺空洞需启动抗 NTM 治疗时，需由专科医生根据患者病情选择对胎儿影响小的药物。但对于以下情况则需终止妊娠：病灶广泛、合并多脏器累及、需使用对胎儿有毒性的药物，NTM 肺病伴心、肝、肾功能不全，不能耐受妊娠、自然分娩及剖宫产术者、严重妊娠反应经治疗无效者、HIV 感染或 AIDS 孕妇。虽然目前没有 NTM 母婴传播的相关文献报道，但不排除胎儿在分娩过程中误吸入含有 NTM 的羊水而感染，因此 NTM 肺病患者妊娠仍需谨慎。NTM 肺病治愈停药 3～6 个月后若复查稳定，可咨询相关专科医生以及妇产科医生，评估是否可以备孕。

94. 停药随访过程中有什么健康指导？

NTM 肺病患者在停药后仍然需要定期随访。

停药后的医院随访相关健康指导可分为以下几种情况。第一种，治愈停药，即患者已经治疗成功，消灭了细菌，也达到了治疗疗程。这种情况复发的可能性比较小，可参照肺结核的随访流程。在停药 3 个月时复查胸部 CT 及痰检，没有复发迹象则之后可延长随访间隔时间。第二种，治疗方案失败。患者因为药物副作用、NTM 菌种耐药性增大、痰菌未转阴、病灶持续增多等原因，或者自行停药，均可称为治疗失败。这种情况下需要密切随访，特别是患者有其他病菌感染时，或者合并症较多，需要同时治疗时，可能

NTM 肺病不是主要的治疗矛盾,需要根据患者的基本情况,按照主治医生要求边治疗边观察。第三种,患者一直采用姑息治疗方案。患者如果无明显呼吸系统症状,可半年至 1 年复查一次胸部 CT,如发现病灶增多再进行鉴别并查明原因。

除了医院随访外,日常生活中的健康指导也很重要。①合理膳食:患者在停药后,需要注意合理膳食,多吃富含优质蛋白质、维生素等的食物,比如鸡蛋、牛奶、苹果等,能够增强身体抵抗力,有利于预防复发。②适当休息,适度运动:患者在停药后,可以适当锻炼,增强体质,但还需要注意休息,避免剧烈运动,以免影响身体康复或导致疾病复发。患者应注意保持良好的生活习惯和心态,避免过度劳累和精神压力过大。③治疗基础疾病:患者如果有基础疾病,如糖尿病、自身免疫性疾病或其他肺部慢性疾病时,一定要坚持对基础疾病的治疗,定期至相应科室复查。如果出现不适症状或体征变化,应及时就医,进行相关检查和治疗。④在呼吸道传染病高发季节时做好自身防护:在公共场合戴口罩;加强室内的通风与消毒;做好废弃物与污水的清除;少去人口密集的场所;勤洗手、勤洗勤晒床单与被褥;注重劳逸结合等。

95. NTM 肺病患者饮食方面要注意什么?

NTM 肺病是由 NTM 引起的一种慢性消耗性疾病。患者往往病程较长,很多患者都存在不同程度的消瘦和营养不良,因此科学饮食对于 NTM 肺病患者的治疗和康复非常重要。NTM 肺病患者在饮食方面主要需要注意以下几个方面。

(1) 营养均衡:NTM 肺病患者需要保证摄入足够的营养物质,主要包括蛋白质、碳水化合物、脂肪、维生素和矿物质等。身体内的蛋白质是修复组织和增强免疫力的重要营养素,患者可以选择进食一些富含蛋白质的食物，如鸡肉、鱼类、蛋类、豆类等。碳水化合物则是提供能量的主要来源，可以选择一些全谷类的食物、蔬菜和水果等。脂肪也是患者必需的食物，但是要选择健康的脂肪，如橄榄油、坚果和鱼油等。此外，患者还需要摄入足够的维生素和矿物质，如维生素 C、维生素 D、钙、铁等。那些体重低于正常标准的患者，还应该适当增加营养摄入，改善体质。

（2）避免刺激性食物：很多 NTM 肺病患者的肺部都有支气管扩张和肺部感染病灶，存在感染和损伤的基础，因此需要避免刺激性饮食（如辛辣食物、烟酒、咖啡和浓茶等）。这些食物会刺激呼吸道，加重患者的不适和咳嗽、咳痰症状，甚至导致痰血、咯血。

（3）多食用新鲜蔬菜、水果及抗氧化食物：新鲜蔬菜和水果富含维生素、矿物质和纤维，有助于提高患者的免疫力和抵抗力，促进患者早日康复。可以选择一些富含维生素 C 的食物（如柑橘类水果、草莓、绿叶蔬菜等）帮助维持较好的免疫力。提高抗氧化食物的摄入：抗氧化有助于减少自由基损伤，支持免疫系统。食用富含抗氧化剂的食物，如深色水果（蓝莓、草莓、石榴等）、蔬菜（菠菜、红薯、胡萝卜等）和坚果。此外，蔬菜和水果中的纤维有助于肠道蠕动，促进排便，预防便秘。

（4）多饮水：NTM 肺病患者需要多喝水。喝水既可以保持充足的水分摄入，助力稀释痰液，促进痰液的排出；同时还可以预防脱水，维持身体的正常代谢。

（5）避免生冷食物：NTM 肺病患者应避免食用生冷食物，如生冷水果、生冷蔬菜、冷饮，以及生鱼片、生蛋等，因为这些食物可能存在食源性感染的风险，甚至有些食物会刺激呼吸道，加重不适症状。

（6）注意食物安全：大部分 NTM 肺病患者的免疫力较低，容易感染其他病原菌。因此，在选择食物时要注意食物的新鲜度和卫生情况，避免食用过期或不洁食物。

总之,NTM肺病患者在饮食方面需要保证营养均衡、避免刺激性饮食,多食用新鲜蔬菜和水果,增加饮水量,避免生冷食物,注意饮食卫生和食物安全,确保食物烹饪彻底,避免生吃或食用未煮熟的食物,避免食用过期食品或不洁食品。此外,还可以根据自身情况咨询营养科医师,以获得更加专业的个性化饮食建议。

96. NTM肺病患者可以运动吗?

NTM肺病患者在急性感染期间症状明显时(包括咳嗽、咳脓痰、咯血、气急、呼吸困难、发热、乏力等)应减少运动,平时还是以休息为主,避免过度劳累。

当NTM肺病患者经过2~3个月以上的正规治疗,病情得到较好的控制、趋于好转、患者的症状也明显减轻或消失时,可以有选择地进行适量的运动锻炼,比如可以适量跑步(建议慢跑)、散步、快走、打太极拳等运动,这些都有利于肺部疾病的恢复,还可以增强体质和提高免疫力。但是患者仍然要注意尽量避免剧烈运动或过度锻炼,以免适得其反、加重病情。

97. NTM肺病患者可以旅行吗?

首先,要明确的是NTM肺病不是传染性疾病,患者外出旅行不会把NTM肺病传播给他人。

其次,NTM肺病患者能否旅行取决于其自身疾病的控制情况。在发病期,患者的临床症状明显(包括明显的咳嗽、咳脓痰,或者咯血、气急、呼吸困难、发热、乏力等)、病情还没有得到有效控制时,患者不宜外出旅行,应该以休息为主,避免旅途劳累加重病情。而在好转期,患者的临床症状已经明显减轻或消失、病情已经得到有效控制时，在患者身体条件允许的情况下，也是可以考虑外出旅行的。但患者在旅行时仍应量力而行、劳逸结合，注意避免过度劳累，尤其要避免剧烈运动，以免造成疾病进展、症状加重。

98. 患了NTM肺病感觉很焦虑怎么办？

随着生活节奏的加快，焦虑的发生率日趋升高。我们常说的焦虑其实包括"焦虑情绪""焦虑状态"和"焦虑障碍"三种。"焦虑情绪"的主观体验是紧张和担心；客观表现为运动性不安，如搓手、来回走动等。焦虑情绪可以是一种正常的生理过程，持续时间短，不需要医学处理。"焦虑状态"常伴有多种躯体症状的出现，包括肌肉紧张、头部不适，以及口干、出汗等自主神经功能紊乱的症状，焦虑状态需要医学处理。"焦虑障碍"即精神医学中所指的"焦虑症"，表现为过度的害怕和焦虑，导致我们在家庭、社会、教育、职业或者其他重要领域的功能都出现受损，需要积极进行临床处理。

NTM肺病是慢性病，可发生于任何年龄，大多数患者肺部已患有基础疾病。NTM肺病的临床表现差异较大，多数发病缓慢，常表现为慢性肺部疾病的恶化；亦可急性起病。有些患者由体检发现，可以长期无明显症状，或仅有咳嗽、咳痰等症状；胸部影像学病灶可长期无变化或病灶时好时坏。有些患者病情进展较快，出现咳嗽、咳痰、咯血、胸痛、胸闷、气喘、盗汗、低热、乏力、消瘦及萎靡不振等，胸部影像学病灶可短期进展、播散，并形成空洞。基于NTM肺病病程长、治疗效果无法立竿见影的临床特点，很多患者有一定的心理负担，尤其是一些有明显症状的患者，也许同时有来源于多个方面的压力，也许出于对该疾病有过高的期望值等原因，最终出现焦虑情况。

当患者出现焦虑情绪的时候，首先需要了解出现焦虑情绪的原因,包括是否有来源于生活、工作的因素？如果是对 NTM 肺病的过度担心,则建议患者可以充分了解 NTM 肺病,包括它的起因、症状、治疗方法和可能的预后,咨询专业的医生,进行病情评估,了解自己的病情,以避免因为不确定性而产生焦虑情绪。患者出现焦虑情绪,如若通过自我开解和正常途径了解病情后仍无法缓解,可以与家人、朋友分享自己的感受,获得家人、朋友的支持和理解。另外,保持健康的生活方式,包括健康的饮食习惯、适度的运动、充足的睡眠和休息,均有助于缓解压力和焦虑。如果通过以上途径仍无法缓解焦虑,则建议寻求专业心理医生的帮助。NTM肺病患者焦虑的治疗需要多方面的努力,包括自我调节、充分了解疾病、寻求家人和朋友的理解和帮助、接受现实和保持积极的生活态度、寻求心理医生的专业帮助等。希望这些建议可以帮助患者缓解焦虑情绪,更好地缓解 NTM 肺病带来的压力。

99. 患了 NTM 肺病后发生抑郁怎么办?

随着人们生活节奏的加快,抑郁的发病率逐年升高。我们常说的抑郁包括"抑郁情绪""抑郁状态"和"抑郁障碍"。"抑郁情绪"可以是一种正常的生理过程,持续时间短,不需要医学处理。"抑郁状态"是一组以显著的抑郁心境为主要特征的综合征,往往表现为病理性情绪、行为和躯体化症状,持续时间较生理性抑郁情绪略长,需要医学处理。"抑郁障碍"即精神医学中所指的"抑郁症",是指由各种原因引起的、以显著而持久的心境低落为主要特征的一类心境障碍,持续时间超过 2 周,对患者社会功能有显著影响,需给予积极治疗。

同前可知,由于 NTM 肺病是慢性病,临床表现差异较大,患者大多肺部已患有基础疾病,疗程长且预后往往不佳,NTM 肺病患者可能出现焦虑;同样的,NTM肺病患者也可能出现抑郁情绪,除了来自各方面的压力之外,对NTM肺病的治疗效果以及预后的担心往往是导致抑郁的非常重要的原因之一。一旦患者出现心情低落、兴趣和愉快感丧失、精力不济或疲劳感,需要引起重视,争取尽早干预。我们可以从以下几个方面同时给予患者支持和帮助。①帮助患者充分了解NTM肺病,包括其病程、治疗、预后等,以避免出现过度担忧。②鼓励患者自我开解,并主动寻求亲人和朋友的帮助,有意识地保持健康的生活方式等,保持心情舒畅,有乐观、豁达的精神以及坚定战胜疾病的信心。③注意督促患者保证充足的睡眠,避免过度劳累,注意劳逸结合,保持生活的规律性。④鼓励患者多参加户外活动,在身体力行的情况下进行适当的身体锻炼,如进行散步、游泳、慢跑、瑜伽等。如果通过以上方式,患者的抑郁情绪仍无改善甚至加重,就需要带患者尽早就医,寻求精神科医生的专业帮助。

100. NTM肺病患者需要精神支持吗?

NTM肺病患者确实是需要精神支持的。NTM肺病的治疗是一个长期的过程,在患者确诊NTM病到治疗过程中,会有疑惑,有对治疗的恐惧,也有对治疗结局的担忧。但NTM的致病伤害和人体的免疫防御也是一个动态平衡的状态,保持愉快的心情、积极对待治疗的态度,可以帮助患者更好的控制疾病。因此家属以及医务工作者对患者的精神支持能帮助患者更好地了解疾病,用积极的态度面对出现的症状以及治疗过程中出现的问题,以取得更好的治疗效果。

首先,NTM肺病患者的主要症状是慢性咳嗽、痰多、咯血、体重减轻和无法言明的不适,其中以慢性咳嗽和痰多最为常见。这些症状可能会导致患者活动耐力、睡眠质量以及健康相关的生活质量下降，进而出现情绪低落甚至焦虑、抑郁的状态，而活动耐力、睡眠质量及生活质量的下降又可能反过来加重患者临床症状。韩国的一项前瞻性队列研究显示，368 名 NTM 肺病患者中有 84 名（22.8%）患者患有焦虑症，83 名（22.5%）患者患有抑郁症，咳嗽和发热感的存在与焦虑有关，而呼吸困难和发热感与抑郁有关。2016 年日本的一项横断面研究也提示 114 名 NTM 肺病患者中有抑郁症状者占 32.5%，病程、白蛋白、C 反应蛋白、肺功能、呼吸困难、运动能力、呼吸系统症状、咳嗽的健康相关生活质量和睡眠障碍与抑郁症状相关，因此患者需要精神支持。

其次，NTM 肺病患者治疗时间长（标准疗程为痰菌阴转后 12 个月），症状困扰和治疗用药都可能影响患者的正常生活而造成情绪异常。在一项中位随访时间长达 31 个月的回顾性研究中，37.6% 的 NTM 肺病患者发生了药物不良反应，包括腹痛、瘙痒以及身体状况下降等。多数 NTM 肺病患者需要接受至少 3 种或以上药物进行抗 NTM 治疗，对于耐药较多的患者，甚至要接受至少 3 个月的注射剂治疗；有的治疗药物价格昂贵、疗效不确定、药物不良反应大。或者使用某些具有特殊不良反应的药物，也可能加重患者的心理负担。例如使用氯法齐明治疗时，在用药期间会引起患者的皮肤黏膜着色，影响其美观。不过氯法齐明对肝肾的不良反应相对较小，而色素沉着一般会在停药后慢慢消退。医生加强跟患者的沟通宣教和心理疏导，朋友及家属多给予精神上的支持，可以帮助患者减轻心理负担并缓解情绪异常。

参考文献

［1］陈素婷,聂文娟,尚媛媛,等.脓肿分枝杆菌 gyrA 和 gyrB 基因突变与左氧氟沙星和莫西沙星耐药的相关性[J].中华结核和呼吸杂志,2015,38(7):507-510.

［2］初乃惠,段鸿飞.非结核分枝杆菌病诊断与治疗[M].北京:人民卫生出版社,2019.

［3］段鸿飞.及时掌握研究进展切实提高非结核分枝杆菌病治疗水平[J].中国防痨杂志,2023,45(4):329-332.

［4］龚文平,米洁,吴雪琼.免疫活性物质:结核病和非结核分枝杆菌病治疗的新选择[J].中国防痨杂志,2022,44(11):1107-1121.

［5］胡忠义.非结核分枝杆菌与医院感染的爆发流行和预防控制[J].中华疾病控制杂志,2000,4(4):350-353.

［6］黄海荣.非结核分枝杆菌相关实验室检查及其结果解读[J].中华结核和呼吸杂志,2020,43(11):910-913.

［7］李芳,贺伟,周新华,等.非结核分枝杆菌肺病和活动性肺结核的高分辨率 CT 表现异同性分析[J].中国防痨杂志,2018,40(5):499-505.

［8］李朝俊,孙诚鸿,金文字.非结核分枝杆菌肺病与耐多药肺结核的胸部 CT 征象对照分析[J].临床荟萃,2021,36(6):530-534.

［9］李远春,张越,曾祥洁,等.胞内分枝杆菌临床分离株亚种组成及体外耐药性分析[J].中国防痨杂志,2021,43(2):147-152.

［10］廖鑫磊,王桂荣.非结核分枝杆菌病分子诊断技术概述[J].结核与肺部疾病杂志,2021,2(2):98-101.

［11］缪青,王美霞,潘珏,等.基于 CT 综合评分系统的非结核分枝杆菌肺病的影像学特征及影响因素[J].中国临床医学,2022,29(3):409-414.

［12］聂琦,周勇,陈华,等.非结核分枝杆菌病流行病学研究进展[J].中华临床感染病杂志,2020,13(5):394-400.

［13］沙巍.大力推进我国非结核分枝杆菌肺病高质量的治疗性研究[J].中华

临床感染病杂志,2023,16(3):169-173.

[14] 沙巍.重视非结核分枝杆菌病的规范化诊治[J].中国防痨杂志,2017,39(3):3.

[15] 时翠林,张建平,唐佩军,等.脓肿分枝杆菌肺病治疗研究进展[J].中华结核和呼吸杂志,2021,44(3):252-257.

[16] 谢智恩,黎惠如,宋敏,等.非结核分枝杆菌肺病、活动性肺结核以及耐多药肺结核的CT影像对比分析[J].医学影像学杂志,2020,30(12):2224-2227.

[17] 杨佳,吕圣秀,乍春华,等.伴空洞的胞内分枝杆菌肺病与继发性肺结核的CT表现对比分析[J].中国防痨杂志,2019,41(1):57-63.

[18] 杨松,王乐乐,严晓峰,等.非结核分枝杆菌病治疗药物研究进展[J].中华结核和呼吸杂志,2021,44(1):44-49.

[19] 尹洪云,TAN W L,马俊,等.结核感染T细胞斑点试验在不同患者群中的检测结果分析[J]中国防痨杂志,2018,40(4):358-364.

[20] 余庭山,沈晓兰,龙显荣,等.非结核分枝杆菌肺病与耐多药肺结核的CT影像对比比较[J].Tianjing Med J,2017,45(6):628-631.

[21] 郑惠文,赵雁林.大力加强非结核分枝杆菌病的实验室诊断研究[J].中国防痨杂志,2016,38(9):697-700.

[22] 支气管扩张症专家共识撰写协作组,中华医学会呼吸病学分会感染学组.中国成人支气管扩张症诊断与治疗专家共识[J].中华结核和呼吸杂志,2021,44(4):311-321.

[23] 中国防痨协会非结核分枝杆菌分会,首都医科大学附属北京胸科医院.非结核分枝杆菌病治疗药品超说明书用法专家共识[J].中国防痨杂志,2020,42(8):769-787.

[24] 中国人民解放军总医院第八医学中心结核病医学部,《中国防痨杂志》编辑委员会,中国医疗保健国际交流促进会结核病防治分会.核酸基质辅助激光解吸电离飞行时间质谱技术在结核病和非结核分枝杆菌病诊断中的临床应用专家共识[J].中国防痨杂志,2023,45(6):543-558.

[25] 中华医学会呼吸病学分会,中国老年保健医学研究会呼吸病学分会,中国呼吸医师分会呼吸职业发展委员会呼吸治疗师工作组,等.机械气道廓清技术临床应用专家共识[J].中华结核和呼吸杂志,2023,46(9):866-879.

[26] 中华医学会呼吸病学分会哮喘学组.咳嗽的诊断与治疗指南(2021)[J].中华结核和呼吸杂志,2022,45(1):13-46.

[27] 中华医学会结核病学分会,《中华结核和呼吸杂志》编辑委员会.非结核

分枝杆菌病诊断与治疗指南（2020 年版）［J］. 中华结核和呼吸杂志，2020,43(11):918 - 946.

［28］ 中华医学会结核病学分会,中华结核和呼吸杂志编辑委员会. 非结核分枝杆菌病诊断与治疗专家共识［J］. 中华结核和呼吸杂志,2021,35(8): 572 - 580.

［29］ 中华医学会结核病学分会. 慢性肾脏病合并结核病的治疗专家共识 (2022 版)［J］. 中华结核和呼吸杂志,2022,45(10):996 - 1008.

［30］ 中华医学会神经病学分会,中华医学会神经病学分会睡眠障碍学组,中华医学会神经病学分会神经心理与行为神经病学学组. 中国成人失眠伴抑郁焦虑诊治专家共识［J］. 中华神经科杂志,2020,5(8):564 - 574.

［31］ ADZIC-VUKICEVIC T, BARARC A, BLANKA-PROTIC A, et al. Clinical features of infection caused by non-tuberculous mycobacteria: 7 years' experience ［J］. Infection, 2018,46(3):357 - 363.

［32］ ALIBERTI S, SOTGIU G, CASTELLOTTI P, et al. Real-life evaluation of clinical outcomes in patients undergoing treatment for non-tuberculous mycobacteria lung disease: a ten-year cohort study ［J］. Respir Med, 2020,164:105899.

［33］ ANDO T, KAWASHIMA M, MATSUI H, et al. Clinical features and prognosis of nontuberculous mycobacterial pleuritis ［J］. Respiration, 2018,96(6):507 - 513.

［34］ BANASCHEWSKI B, HOFMANN T. Inhaled antibiotics for mycobacterial lung disease ［J］. Pharmaceutics, 2019,11(7):352.

［35］ BRONCANO-LAVADO A, SENHAJI-KACHA A, SANTAMARÍA-CORRAL G, et al. Alternatives to antibiotics against Mycobacterium abscessus ［J］. Antibiotics (Basel), 2022,11(10):1322.

［36］ BRYANT J M, GROGONO D M, GREAVES D, et al. Whole-genome sequencing to identify transmission of Mycobacterium abscessus between patients with cystic fibrosis: a retrospective cohort study ［J］. Lancet, 2013,381(9877):1551.

［37］ BRYANT J M, GROGONO D M, RODRIGUEZ-RINCON D, et al. Emergence and spread of a human-transmissible multidrug-resistant nontuberculous mycobacterium ［J］. Science (New York, N. Y.), 2016,354(6313):751 - 757.

［38］ CHENG L P, CHEN S H, LOU H, et al. Factors associated with treatment outcome in patients with nontuberculous mycobacterial pulmonary disease: a large population-based retrospective cohort study in Shanghai [J]. Trop Med Infect Dis, 2022,7(2):27.

[39] CHIN K L, SARMIENTO M E, ALVAREZ-CABRERA N, et al. Pulmonary non-tuberculous mycobacterial infections: current state and future management [J]. Eur J Clin Microbiol Infect Dis, 2020,39(5): 799 – 826.

[40] COMPAIN F, SOROKA D, HEYM B, et al. In vitro activity of tedizolid against the Mycobacterium abscessus complex [J]. Diagn Microbiol Infect Dis, 2018,90(3):186 – 189.

[41] CZAJA C A, MERKEL P A, CHAN E D, et al. Rituximab as successful adjunct treatment in a patient with disseminated nontuberculous mycobacterial infection due to acquired anti-interferon-gamma autoantibody [J]. Clin Infect Dis, 2014,58(6):e115 – e118.

[42] DALEY C L, IACCARINO J M, LANGE C, et al. Treatment of nontuberculous mycobacterial pulmonary disease: an official ATS/ERS/ESCMID/IDSA clinical practice guideline [J]. Clinical Infectious Disense, 2020,71(4):905 – 913.

[43] DAMSEH N, QUERCIA N, RUMMAN N, et al. Primary ciliarydyskinesia: mechanisms and management [J]. Appl Clin Genet, 2017,10:67 – 74.

[44] DEDRICK R M, SMITH B E, CRISTINZIANO M, et al. Phage therapy of mycobacterium infections: compassionate use of phages in 20 patients with drug-resistant mycobacterial disease [J]. Clin Infect Dis, 2023,76(1):103 – 112.

[45] DIEL R, JACOB J, LAMPENIUS N, et al. Burden of non-tuberculous mycobacterial pulmonary disease in Germany [J]. Eur Respir J, 2017. 49(4):1602109.

[46] DIEL R, NIENHAUS A, RINGSHAUSEN FC, et al. Microbiologic outcome of interventions against mycobacterium avium complex pulmonary disease: a systematic review [J]. Chest, 2018,153(4):888 – 921.

[47] DIEL R, RINGSHAUSEN F, RICHTER E, et al. Microbiological and clinical outcomes of treating non-mycobacterium avium complex nontuberculous mycobacterial pulmonary disease: a systematic review and meta-analysis [J]. Chest, 2017,152(1):120 – 142.

[48] DUAN H, HAN X, WANG Q, et al. Clinical significance of nontuberculous mycobacteria isolated from respiratory specimens in a Chinese tuberculosis tertiary care center [J]. Scientific Reports, 2016,6 (1):36299.

[49] DUPONT C, VILJOEN A, DUBAR F, et al. A new piperidinol derivative targeting mycolic acid transport in Mycobacterium abscessus [J]. Mol Microbiol, 2016,101(3):515 - 529.

[50] FALKINHAM J O 3rd. Current epidemiologic trends of the nontuberculous mycobacteria(NTM) [J]. Curr Environ Health Rep, 2016,3(2):161 - 167.

[51] FALKINHAM J O 3rd. Environmental sources of nontuberculous mycobacteria [J].Clinics in Chest Medicine, 2015,36(1):35 - 41.

[52] GANNON A D, DARCH S E. Same game, different players:emerging pathogens of the CF lung [J]. mBio, 2021,12(1):e01217 - e01220.

[53] GAO S, NIE W, LIU L, et al. Antibacterial activity of the novel oxazolidinone contezolid (MRX - I) against Mycobacterium abscessus [J]. Front Cell Infect Microbiol, 2023,13:1225341.

[54] GOMATY N S, PADMAPRIYADARSINI C, SILAMBUCHELVI K, et al. Profile of patients with pulmonary non-tuberculous mycobacterial disease mimicking pulmonary tuberculosis [J]. Indian Journal of Tuberculosis, 2019,66(4):461 - 467.

[55] GUGLIELMETTI L, MOUGARI F, LOPES A, et al. Human infections due to nontuberculous mycobacteria: the infectious diseases and clinical microbiology specialists' point of view [J]. Future Microbiol, 2015,10(9):1467 - 1483.

[56] HAWORTH C S, BANKS J, CAPSTICK T, et al. British Thoracic Society Guideline for the management of non-tuberculous mycobacterial pulmonary disease (NTM - PD) [J]. BMJ Open Respir Res, 2017,4 (1):e000242.

[57] HE S, GUO Q, ZHAO L, et al. Sitafloxacin expresses potent anti-Mycobacterium abscessus activity [J]. Front Microbiol, 2022, 12:779531.

[58] HUH H J, KIM S Y, JHUN B W, et al. Recent advances in molecular diagnostics and understanding mechanisms of drug resistance in nontuberculous mycobacterial diseases [J]. Infect Genet Evol, 2019,72:

169 - 182.

[59] HWANG H, LEE J K, HEO E Y, et al. The factors associated with mortality and progressive disease of nontuberculous mycobacterial lung disease: a systematic review and meta-analysis [J]. Sci Rep, 2023, 13 (1):7348.

[60] JOHANSEN M D, HERRMANN J L, KREMER L. Non-tuberculous mycobacteria and the rise of Mycobacterium abscessus [J]. Nature Reviews Microbiology, 2020, 18(7):392 - 407.

[61] JO K W, PARK Y E, CHONG Y P, et al. Spontaneous sputum conversion and reversion in Mycobacterium abscessus complex lung disease [J]. PLoS One, 2020, 15(4):e0232161.

[62] JUNG H I, KIM S A, KIM H J, et al. Anxiety and depression in patients with nontuberculous mycobacterial pulmonary disease: a prospective cohort study in South Korea [J]. Chest, 2022, 161(4):918 - 926.

[63] KAWAHARA K, TABUSADANI M, YAMANE K, et al. Health-related quality of life associates with clinical parameters in patients with NTM pulmonary disease [J]. Int J Tuberc Lung Dis, 2021, 25(4):299 - 304.

[64] KIM T S, CHOE J H, KIM Y J, et al. Activity of LCB01 - 0371, a Novel Oxazolidinone, against Mycobacterium abscessus [J]. Antimicrob Agents Chemother, 2017, 61(9):e02752 - 16.

[65] KOIZUMI Y, SAKAGAMI T, NISHIYAMA N, et al. Rituximab restores IFN-gamma STAT1 function and ameliorates disseminated mycobacterium avium infection in a patient with anti-interferon-gamma autoantibody [J]. J Clin Immunol, 2017, 37(7):644 - 649.

[66] KUMAR K, DALEY C L, GRIFFITH D E, et al. Management of Mycobacterium avium complex and Mycobacterium abscessus pulmonary disease: therapeutic advances and emerging treatments [J]. Eur Respir Rev, 2022, 31(163):210212.

[67] KWON Y S, DALEY C L, KOH W J. Managing antibiotic resistance in nontuberculous mycobacterial pulmonary disease: Challenges and new approaches [J]. Expert Rev Respir Med, 2019, 13:851 - 861.

[68] LIPNER E M, KNOX D, FRENCH J, et al. A geospatial epidemiologic analysis of nontuberculous mycobacterial infection: an ecological study in

Colorado [J]. Annals of the American Thoracic Society, 2017, 14(10): 1523 - 1532.

[69] LIPWORTH S, HOUGH N, LEACH L, et al. Whole-genome sequencing for predicting clarithromycin resistance in Mycobacterium abscessus [J]. Antimicrob Agents Chemother, 2018, 63(1):e01204 - e01218.

[70] LI W, YAZIDI A, PANDYA A N, et al. MmpL3 as a target for the treatment of drug-resistant nontuberculous mycobacterial infections [J]. Front Microbiol, 2018, 9:1547.

[71] MATSUMURA Y, TABUSADANI M, YAMANE K, et al. Prevalence of and risk factors for depressive symptoms in non-tuberculous mycobacterial pulmonary disease [J]. Int J Tuberc Lung Dis, 2022, 26 (4):310 - 316.

[72] MEIER A, KIRSCHNER P, SPRINGER B, e t al. Identification of mutations in 23S rRNA gene of clarithromycin-resistant Mycobacterium intracellulare [J]. Antimicrob Agents Chemother, 1994, 38(2):381 - 384.

[73] MIRSAEIDI M, ALLEN M B, EBRAHIMI G, et al. Hospital costs in the US for pulmonary mycobacterial diseases [J]. Int J Mycobacteriol, 2015, 4(3):217 - 221.

[74] MISAWA K, NISHIMURA T, KASHIMURA S, et al. In vitro effects of diazabicyclooctane β-lactamase inhibitors relebactam and nacubactam against three subspecies of Mycobacterium abscessus complex [J]. Int J Antimicrob Agents, 2022, 60(5 - 6):106669.

[75] MISCH E A, SADDLER C, DAVIS J M. Skin and soft tissue infections due to nontuberculous mycobacteria [J]. Current Infectious Disease Reports, 2018, 20(4):6.

[76] MITCHELL J D. Surgical approach to pulmonary nontuberculous mycobacterial infections [J]. Clin Chest Med, 2015, 36(1):117 - 122.

[77] MOON S M, JHUN B W, BAEK S Y, et al. Long-term natural history of non-cavitary nodular bronchiectatic nontuberculous mycobacterial pulmonary disease [J]. Respir Med, 2019, 151:1 - 7.

[78] MOON S M, PARK H Y, KIM S Y, et al. Clinical characteristics, treatment outcomes, and resistance mutations associated with macrolide-resistant mycobacterium avium complex lung disease [J]. Antimicrob Agents Chemother, 2016, 60(11):6758 - 6765.

[79] MORI K, TABUSADANI M, YAMANE K, et al. Effects of pain on depression, sleep, exercise tolerance, and quality of life in patients with nontuberculous mycobacterial pulmonary disease [J]. Medicine (Baltimore), 2021,100(23):e26249.

[80] NDANGA M, ABDUL J, EDOA J R, et al. Nontuberculous mycobacteria isolation from presumptive tuberculosis patients in Lambaréné, Gabon [J]. Tropical Medicine and International Health, 2022,27(4):438-444.

[81] NEAMATOLLAHIE A N, EBRAHIMZADEH N, SIADAT S D, et al. Distribution of non-tuberculosis mycobacteria strains from suspected tuberculosis patients by heat shock protein 65 PCR-RFLP [J]. Saudi Journal of Biological Sciences, 2017,24(6):1380-1386.

[82] NICK J A, DEDRICK R M, GRAY A L, et al. Host and pathogen response to bacteriophage engineered against Mycobacterium abscessus lung infection [J]. Cell, 2022,185(11):1860-1874.

[83] PASIPANODYA J G, OGBONNA D, FERRO B E, et al. Systematic review and meta-analyses of the effect of chemotherapy on pulmonary mycobacterium abscessus outcomes and disease recurrence [J]. Antimicrob Agents Chemother, 2017,61(11):810-818.

[84] PREVOTS D R, ADIEMIAN J, FERNANDEZ A G, et al. Environmental risks for nontuberculous mycobacteria, individual exposures and climatic factors in the cystic fibrosis population [J]. Annals of the American Thoracic Society, 2014,11(7):1032-1038.

[85] RICCARDI N, MONTICELLI J, ANTONELLO R M, et al. Mycobacterium chimaera infections: an update [J]. Journal of Infection and Chemotherapy, 2020,26(3):199-205.

[86] RUTH M M, SANGEN J J N, REMMERS K, et al. A bedaquiline/clofazimine combination regimen might add activity to the treatment of clinically relevant non-tuberculous mycobacteria [J]. J Antimicrob Chemother, 2019,74(4):935-943.

[87] SHARMA S K, UPADHYAY V. Epidemiology, diagnosis & treatment of non-tuberculous myeobacterial diseases [J]. Indian Journal of Medical Research, 2020,152(3):185-226.

[88] SHOEN C, BENAROCH D, SKLANEY M, et al. In vitro activities of omadacycline against rapidly growing mycobacteria [J]. Antimicrob

Agents Chemother, 2019, 63(5): e02518 - e02522.

[89] SHU C C, WU M F, PAN S W, et al. Host immune response against environmental nontuberculous mycobacteria and the risk populations of nontuberculous mycobacterial lung disease [J]. Journal of the Formosan Medical Association, 2020, 119(suppl 1): S13 - S22.

[90] SOBHY S, BABIKER Z, ZAMORA J, et al. Maternal and perinatal mortality and morbidity associated with tuberculosis during pregnancy and the postpartum period: a systematic review and meta-analysis [J]. Bjog, 2017, 124(5): 727 - 733.

[91] SONI I, DE GROOTE M A, DASGUPTA A, et al. Challenges facing the drug discovery pipeline for non-tuberculous mycobacteria [J]. J Med Microbiol, 2016, 65(1): 1 - 8.

[92] TALLEY A K, THURSTON A, MOORE G, et al. First-in-human evaluation of the safety, tolerability, and pharmacokinetics of SPR720, a novel oral bacterial DNA gyrase (GyrB) inhibitor for mycobacterial infections [J]. Antimicrob Agents Chemother, 2021, 65(11): e0120821.

[93] THANGAVELU K, KRISHNAKUMARIAMMA K, PALLAM G. Prevalence and speciation of non-tuberculous mycobacteria among pulmonary and extrapulmonary tuberculosis suspects in South India [J]. J Infect Public Health, 2021, 14(3): 320 - 323.

[94] VANDER LAAN R, SNABILIÉ A, OBRADOVIC M. Meeting the challenges of NTM lung disease from the perspective of the organism and the disease process: innovations in drug development and delivery [J]. Respir Res, 2022, 23(1): 376.

[95] VAN INGEN J, AKSAMIT T, ANDREJAK C, et al. Treatment outcome definitions in nontuberculous mycobacterial pulmonary disease: an NTM - NET consensus statement [J]. Eur Respir J. 2018, 51 (3): 1800170.

[96] VIJAYVARGIYA P, THOENDEL M J. Sequencing for infection diagnostics: is it time to embrace the next generation? [J]. Clinical Infectious Diseases, 2022, 74(9): 1669 - 1670.

[97] WANG P, HASSAN M, CHATTERJEE A. The incremental burden of nontuberculous mycobacterial lung disease (NTMLD) among patients with chronic obstructive pulmonary disease (COPD): hospitalizations and ER visits among US medicare beneficiaries [J]. Open Forum

Infectious Diseases, 2020, 7(Suppl 1):S748 – S749.

[98] WINTHROP K L, FLUME P A, THOMSON R, et al. Amikacin liposome inhalation suspension for Mycobacterium avium complex lung disease: a 12-month open-label extension clinical trial [J]. Ann Am Thorac Soc, 2021,(7):1147 – 1157.

[99] WU M L, AZIZ D B, DARTOIS V, et al. NTM drug discovery: status, gaps and the way forward [J]. Drug Discov Today, 2018, 23 (8):1502 – 1519.

专业术语缩略词英汉对照
（按英文首字母排序）

缩略词	英文	汉语
AIDS	acquired immunodeficiency syndrome	获得性免疫缺陷综合征（艾滋病）
BALF	broncho alveolar lavage fluid	支气管肺泡灌洗液
BCR	B-cell receptor	B 细胞抗原受体
CF	cystic fibrosis	囊性纤维化
CLSI	Clinical and Laboratory Standards Institute	临床实验室标准化研究所
C$_{max}$	maximum concentration	最高浓度
COPD	chronic obstructive pulmonary disease	慢性阻塞性肺疾病
CT	computed tomography	计算机断层扫描
CVID	common variable immunodeficiency disease	普通变异型免疫缺陷病
DNA	deoxyribonucleic acid	脱氧核糖核酸
GeneXpert MTB/RIF	GeneXpert Mycobacterium tuberculosis/rifampicin cartridge	结核分枝杆菌/利福平 GeneXpert 检测试剂盒
GM - CSF	granulocyte macrophage colony stimulating factor	粒细胞-巨噬细胞集落刺激因子
HIV	human immunodeficiency virus	人类免疫缺陷病毒
HLA	human leukocyte antigen	人类白细胞抗原
HRCT	high resolution computerized tomography	高分辨率计算机断层 X 线摄影术
IGRA	interferon gamma release assays	γ 干扰素释放试验
IL	interleukin	白细胞介素
M. Intracellulare	Mycobacterium intracellulare	胞内分枝杆菌

MABC	Mycobacterium abscessus complex	脓肿分枝杆菌复合群
MAC	Mycobacterium avium complex，Mycobacterium avium-intracellulare complex	鸟分枝杆菌复合群
MALDI－TOF MS	matrix-assisted laser desorption/ionization time-of-flight mass spectrometry	核酸基质辅助激光解吸电离飞行时间质谱技术
MHC	major histocompatibility complex	主要组织兼容复合体
MIC	minimun inhibitory concentration	最低抑菌浓度
mNGS	metagenomic next-generation sequencing	宏基因组二代测序技术
MSC	mesenchymal stem cell	间充质干细胞
MTB	Mycobacterium tuberculosis	结核分枝杆菌/结核菌
NGS	next-generation sequencing	下一代测序/二代测序又称高通量测序技术
NO	nitric oxide	一氧化氮
NTM	nontuberculous mycobacleria	非结核分枝杆菌
NTM－PD	nontuberculous mycobacteria pulmonary disease	非结核分枝杆菌肺病
PCR	polymerase chain reaction	聚合酶链反应
PK/PD	pharmacokinetics/ pharmacodynamics	药代动力学/药效学
PPD	purified protein derivative tuberculin	结核菌素纯蛋白衍生物
QFT	QuantiFERON-TB Gold	结核分枝杆菌特异性细胞免疫反应检测试剂盒（酶联免疫法）
RNA	ribonucleic acid	核糖核酸
TCR	T-cell receptor	T 细胞抗原受体
tNGS	targeted next-generation sequencing	靶向二代测序,又称靶向高通量测序技术
T－SPOT.TB	T-SPOT. tuberculosis assay	结核菌感染 T 细胞斑点试验
TST	tuberculin skin test	结核菌素试验